本草分经

（清）姚澜 著

【中医珍本文库影印点校】珍藏版

《本草分经》刊于一八四〇年，作者姚澜，字涴云，又名广文先生，维摩和尚，浙江绍兴人。

本书按药物归经理论进行编写。将药物分成通经络的药物（即按照十二经及奇经循行的药物）与不循经络的杂品。并用简明的注文形式阐述药性、主治等内容。

书中附脏腑内景图、十四经穴歌及经脉穴图、总类便览（依据草类、木类等药物分类法排列的药性索引）、同名附考（即药的别名）。

山西出版传媒集团 山西科学技术出版社

图书在版编目（CIP）数据

本草分经 /（清）姚澜著 .— 太原 : 山西科学技术出版社 , 2013.5（2021.8 重印）

（中医珍本文库影印点校：珍藏版）

ISBN 978-7-5377-4311-2

Ⅰ .①本… Ⅱ .①姚… Ⅲ .①中国医药学—古籍—汇编—清代 Ⅳ .① R2-52

中国版本图书馆 CIP 数据核字 (2012) 第 263789 号

校注者：

刘若望　刘兰海　张　伟　张新勇　胡双元　李　东　韩文红
廖文忠　周红梅　刘　强

本草分经

出　版　人	阎文凯	
著　　　者	（清）姚　澜	
责 任 编 辑	杨兴华	
封 面 设 计	吕雁军	

出 版 发 行　山西出版传媒集团・山西科学技术出版社
　　　　　　　地址：太原市建设南路 21 号　邮编　030012
编辑部电话　0351-4922078
发行部电话　0351-4922121
经　　　销　全国新华书店
印　　　刷　山东海印德印刷有限公司

开　　　本	890mm×1230mm　1/32	
印　　　张	7	
字　　　数	173 千字	
版　　　次	2013 年 1 月第 1 版	
印　　　次	2021 年 8 月山东第 2 次印刷	

书　　　号	ISBN 978-7-5377-4311-2
定　　　价	24.80 元

目 录

序

考《汉书·艺文志》，分医经与经方而二之。而《隋书·经籍志》则统以医方，乃读其论，则均有味乎。谚所谓"有疾弗治，适得中医"云云。盖诚见夫医或失宜，热以益热，寒以增寒，转伤于内，与其授权于庸医，固不若听命于造物，以不治治，然瞑眩瘝疾载在书，医师率属，十全为上，亦著于《周官》，安得废医？夫亦曰审之而已，《神农本草》、《汉志》未登，肇见之《隋书》，嗣而《唐书》新旧，而《宋史》悉录之。即国朝《四库全书》，采医家言至九十七种，言《本草》者亦十余种。在神农初，药分三品，共三百六十种。迨雷公桐君，增其族类，广其主治。而书益著，而医经资之达其用，而经方之名，因以立。所以由汉而隋，史氏遂统以医方称也。且夫医书之存于今者，亦仅矣。夫《针经》、《素问》，古所谓《黄帝内经》也。次若《难经》、《灵枢》，与夫《甲乙经》，所采录明

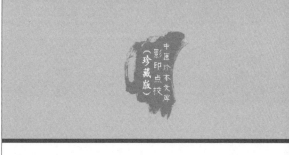

序

攷漢書藝文志分醫經與經方而二之而隋書經籍志則統以醫
方乃讀其論則均有味乎諺所謂有疾弗治適得中醫云云蓋誠
見夫醫或失宜熱以益熱寒以增寒轉傷於內與其授權於庸醫
固不若聽命於造物以不治治然瞑眩瘝疾載在書醫師率屬十
全為上亦著於周官安得廢醫夫亦曰審之而已神農本草漢志
未登肇見之隋書嗣而唐書新舊而宋史悉錄之即
國朝四庫全書採醫家言至九十七種言本草者亦十餘種在神
農初藥分三品共三百六十種迨雷公桐君增其族類廣其主治
而書益著而醫經資之達其用而經方之名因以立所以由
隋史氏遂統以醫方稱也且夫醫書之存於今者亦僅矣夫鍼經
素問古所謂黃帝內經也次若難經靈樞與夫甲乙經所採錄明

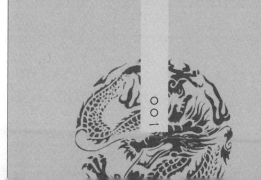

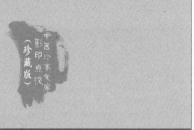

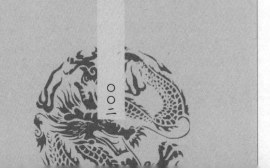

堂孔穴、十二经脉、五脏诸图，乃与针灸家所共援。以察荣卫部位、脏腑脉法，经络俞穴，是史论医经，所谓原入血脉阴阳表里，以起百病之本，死生之分，慎度所施。而后之人，有因以畅其说者，如《金匮要略》、《伤寒论》及《病源候》，及三因五运六气等论，皆医经之遗也。余则各本草，乃史论经方。所谓本草木之寒温，辨五苦六辛，致水火之齐。因气感之宜，以通蔽解结。而后之人，有因以善制造者，如《千金》、《百一》、《和剂局方》及《全生》、《卫生》、《奇疾》等方，皆经方之类也。即至意见有偏，门户各立，有若河间、易州、金华，或主泻火，主滋阴，莫不各先研经图后，依于本草而讲修治。然则经图及本草，其医之始事欤。今诸医经，既难率购，而《四库》所录诸《本草》，坊间亦少刊布。即所市有《本草备要》、《从新》各编，又绝不及经图。徒掇拾破碎，未易会通而酌其宜。山阴友人姚建

霞茂才来省，其兄清如于靖安署，示予以《本草分经》一编。编中略采录诸经脉图，具列诸药总目，再析列通行、分行，不循经络各类中。各以补、和、攻、散、寒、热，自为其类。不务详核，而尚间当。甚便检阅。熟审之，依论为方，当不至益热增寒，而疾可瘳，十全可几。惜板毁于兵，无从复购。因为正其次序，复付手民公诸世，增名为《本草分经审治》。审之者谁，阅此者事也。编著者谁？实建霞同堂曾王父讳澜，号浣云，广文先生也。而名以和尚，则以晚年寡发，故又冠以维摩。维摩诘，盖深入法门，明了众生，能断众生病者，想诸经图其究之精矣，乃若本草，实医之始事也。是编之著，不过如药王药上王子，尝世界草木金石。悉知苦酢咸淡甘淡等味，并诸和合。是冷是热，有毒无毒，如《楞严经》所云尔。维摩学佛，服行无量功德，当不仅以是编。狎视之，维摩有知，其将亦点首乎。

黄梅梅寸田。

霞茂才來省其兄清如於靖安署示予以本草分經一編中略採錄諸經脈圖具列諸藥總目再析列通行分行不循經絡各類中各以補和攻散寒熱自為其類不務詳覈而尚閒當甚便檢閱熟審之依論為方當不至益熱增寒而疾可瘳十全可幾惜板燬於兵無從復購因為正其次序復付手民公諸世增名為本草分經審治審之者誰閱此者事也編著者誰實建霞同堂曾王父諱瀾號浣雲廣文先生也而名以和尚則以晚年寡髮故又冠以維摩維摩詰蓋深入法門明了眾生能斷眾生病者想諸經圖其究之精矣乃若本草實醫之始事也是編之著不過如藥王藥上王子嘗世界草木金石悉知苦酢醎淡甘辛等味並諸和合是冷是熱有毒無毒如楞嚴經所云爾維摩學佛服行無量功德當不僅以是編狎視之維摩有知其將亦點首乎黃梅梅寸田

中医珍本文库 影印点校（珍藏版）

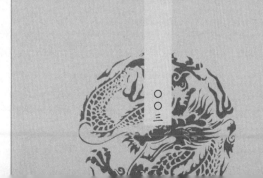

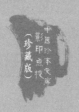

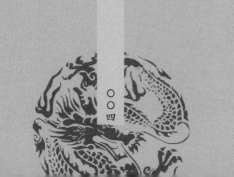

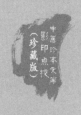

二

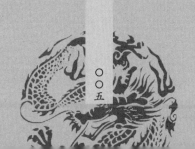

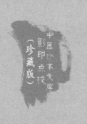

原叙

本草之作，肇自神农，厥后代有传书，至《纲目》而大备。然卷帙浩繁，艰于记诵。于是肤浅者，流率以《药性赋》为宗旨。挂一漏百，贻害无穷。迨《备要》、《从新》诸书行于世，而后本草之功用复著。顾其体例，则仍以草、木、虫、鱼，分门而比类。读者但识其性味主治，而于所入之经络，每多忽之。此所以有诛伐无过之讥，而难于收针芥相投之效也。吾友山阴姚君，名澜，字

原叙

本草之作。肇自神農厥後代有傳書至綱目而大備然卷帙浩繁艱於記誦於是膚淺者流率以藥性賦爲宗旨挂一漏百貽害無窮。迫備要從新諸書行於世而後本草之功用復著。顧其體例則仍以草木蟲魚分門而比類讀者但識其性味主治而於所入之經絡。每多忽之此所以有誅伐無過之譏而難於收針芥相投之效也吾友山陰姚君名瀾字

一字

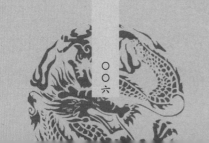

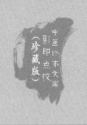

浣云，申韩高手也。由明经需次广文。余，筮仁之江，即延之宾馆。论交垂三十年间，遇微病，君为之治，则信手拈来，药止数味，而效如桴鼓。询以岐黄，曰：吾非知医，但知某药入某经耳。庚子之春，余摄篆越君，得姚君所辑《本草分经》抄本。公余之暇，披览一过。盖以经络为纲，以药品为目，俾阅者豁然于某味为某经之药。不致乱投杂进，其有裨于医术不浅哉。爰急为付梓，以广其传，姚君素善病，中年须

浣雲，申韓高手也。由明經需次廣文。余筮仕之江，卽延之寶館。論交垂三十年間，遇微病，君爲治之，則信手拈來，藥止數味，而效如桴鼓。詢以岐黃曰：吾非知醫，但知某藥入某經耳。庚子之春，余攝篆越郡，得姚君所輯本草分經抄本。公餘之暇，披覽一過。盖以經絡為綱，以藥品為目，俾閱者豁然於某味為某經之藥。不致亂投雜進，其有裨於醫術不淺哉。爰急為付梓，以廣其傳，姚君素善病，中年鬚

二

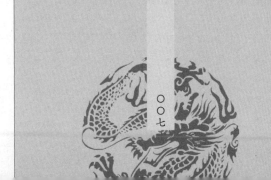

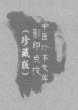

髮盡脫。因自號維摩和尚。今已逾花甲。而精力不衰殆。卽按經服藥之明效歟。

发尽脱，因自号维摩和尚，今已逾花甲，而精力不衰，殆即按经服药之明效欤。

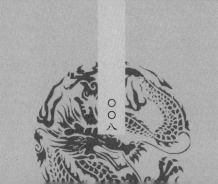

原例 次序略经更定

一、编内先列内景经络诸图，以资考镜，且使病人自觉何处为患，即可知为何经之病，宜用何经之药也。

一、十二经次序，始于手太阴肺，次手阳明大肠，次足阳明胃，次足太阴脾，次手少阴心，次手太阳小肠，次足太阳膀胱，次足少阴肾，次手厥阴心包，次手少阳三焦，次足少阳胆，终于足厥阴肝。是编不依次开列者，亦因便于翻阅故也。

一、是编以经络为纲，药品为目，势不能于一经之内，

原例 次序略經更定

一編內先列內景經絡諸圖以資考鏡且使病人自覺何處爲患即可知爲何經之病宜用何經之藥也。

一十二經次序始於手太陰肺次手陽明大腸次足陽明胃次足太陰脾次手少陰心次手太陽小腸次足太陽膀胱次足少陰腎次手厥陰心包次手少陽三焦次足少陽胆終於足厥陰肝是編不依次開列者亦因便於翻閱故也。

一是編以經絡爲綱藥品爲目勢不能於一經之內

原例

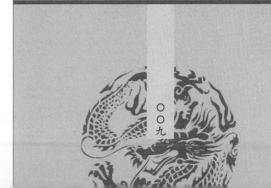

彙草木蟲魚之全，故總目全載藥品，又於每味下註明某經字樣，俾閱者按經而稽，易如指掌。

一、凡一藥而兼入數經者，均於總目每味之下註明。至其性味功用，則止於第一經之一味內詳載其餘各經下，但註見某經字樣，以省卷帙。

一、藥有不循經絡者，另列雜品一門。凡總目下不註某經，或通行者，皆雜品也。

一、凡一經彙一經之藥，從其同也，而其功用則各不同，故又分列補和攻散寒熱六者，使之亦從其同。庶令閱者依類取用，較爲便捷。

二

〇一〇

汇草、木、虫、鱼之全，故总目全载药品，又于每味下注明某经字样，俾阅者按经而稽，易如指掌。

一、凡一药而兼入数经者，均于总目每味之下注明。至其性味功用，则止于第一经之一味内详哉。其余各经下，但注见某经字样，以省卷帙。

一、药有不循经络者，另列杂品一门。凡总目下不注某经，或通行者，皆杂品也。

一、凡一经汇一经之药，从其同也，而其功用则各不同，故又分列补、和、攻、散、寒、热六者，使之亦从其同。庶令阅者，依类取用，较为便捷。

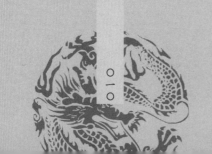

一、药品多有一物数名者，若分载各味之下，则散而难稽。兹将同名诸品，汇列一卷，以便查考。

一、药性有畏恶反忌，读本草者，不可不知。然古方多有兼用者，若泥于其性而不知变通，转多窒滞，是当广阅古方，以求其义，不必存胶柱之见也。故编内不备载畏恶反忌之文。

一、是编所药名，及其字体，概从时俗，如薏苡仁作米仁，恶实作牛旁子。又薑作姜，石膏作石羔之类。缘通儒不妨从俗，而在初学则便于查阅也。

一藥品多有一物數名者若分載各味之下則散而難稽兹將同名諸品彙列一卷以便查攷

一藥性有畏惡反忌讀本草者不可不知然古方多有兼用者若泥於其性而不知變通轉多窒滯是當廣閱古方以求其義不必存膠柱之見也故編內不備載畏惡反忌之文

一是編所載藥名及其字體概從時俗如薏苡仁作米仁惡實作牛旁子又薑作姜石膏作石羔之類緣通儒不妨從俗而在初學則便於查閱也

凡列

三

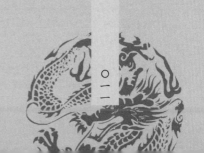

内景經絡圖

内景经络图

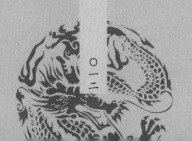

周身图

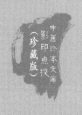

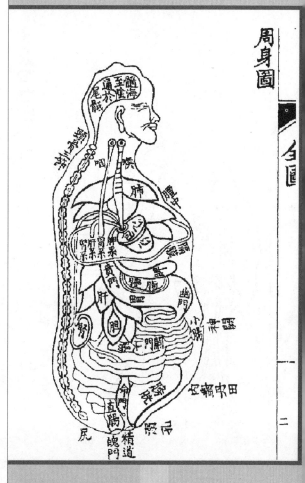

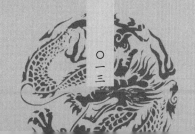

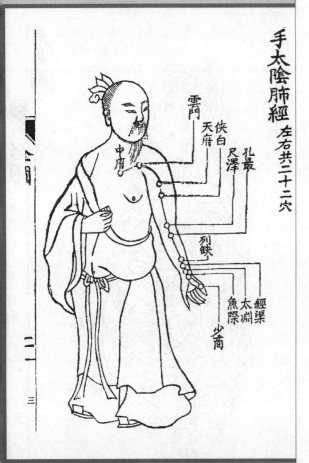

手太陰肺經 左右共二十二穴

雲門
俠白
天府
孔最
尺澤
中府
列缺
經渠
太淵
魚際
少商

手太阴肺经，左右共二十二穴

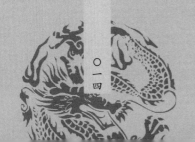

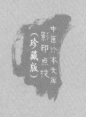

足太阴脾经，左右共四十
二穴

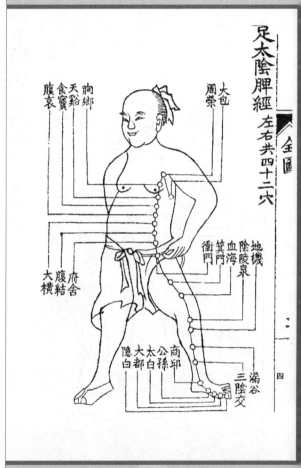

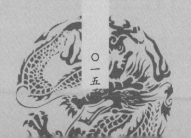

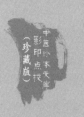

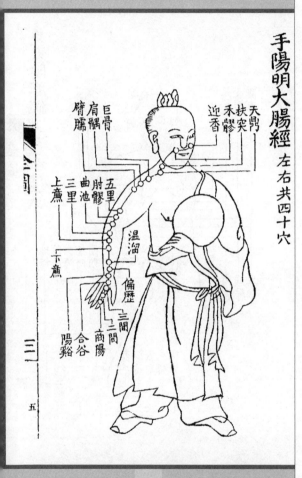

手阳明大肠经，左右共四十穴

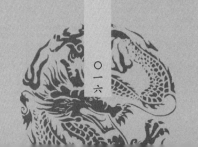

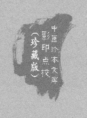

足阳明胃经，左右共九十穴

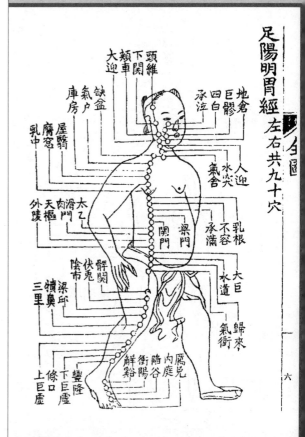

足陽明胃經左右共九十穴

六

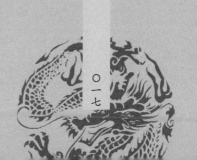

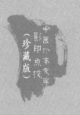

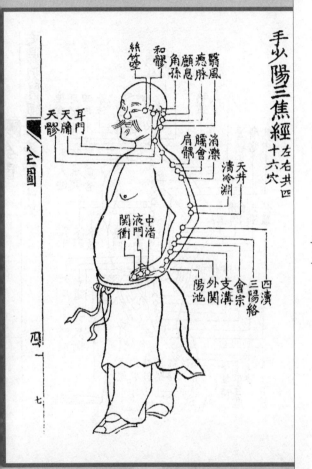

手少陽三焦經 左右共四十六穴

手少阳三焦经，左右共四十六穴

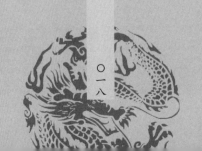

足少阳胆经，左右共八十
六穴

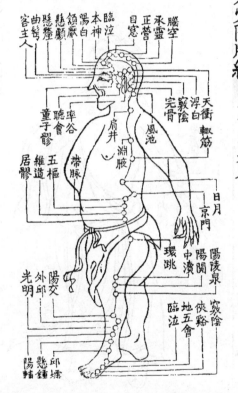

足少陽膽經 左右共八十六穴

腦空
承靈
正營
目窻
臨泣
本神
陽白
領厭
懸釐
懸顱
曲髩
客主人

天衝
軛筋
浮白
竅陰
完骨

聽會
率谷
肩井
童子髎
維道
五樞
帶脈
淵腋
居髎
風池

日月
京門
陽關
中瀆
環跳
陽陵泉
竅陰
俠谿
地五會
臨泣

光明
外邱
陽交
陽輔
懸鍾
邱墟

八

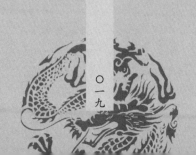

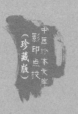

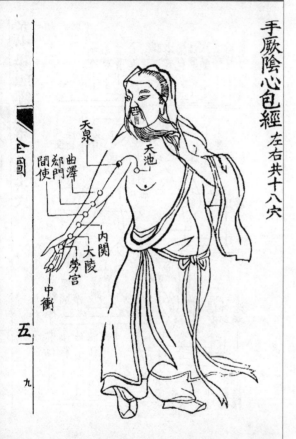

手厥陰心包經 左右共十八穴

天泉
天池
曲澤
郄門
間使
内關
大陵
勞宮
中衝

全圖

五一

九

手厥阴心包经，左右共十
八穴

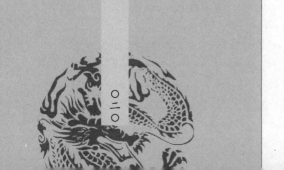

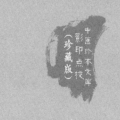

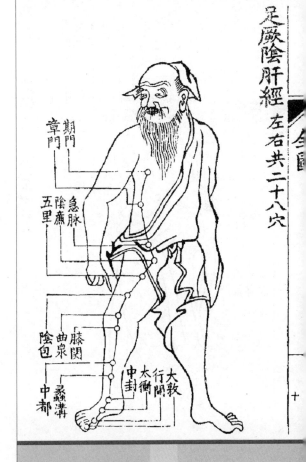

足厥陰肝經 左右共二十八穴

足厥阴肝经，左右共二十八穴

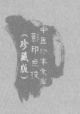

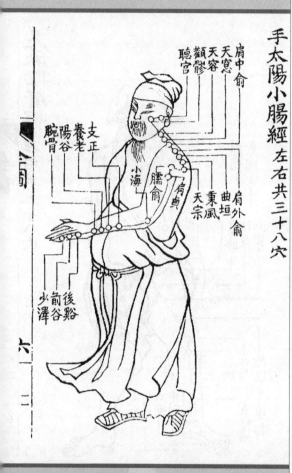

手太陽小腸經 左右共三十八穴

肩中俞
天窗
天容
顴髎
聽宮
肩外俞
曲垣
秉風
天宗
臑俞
肩貞
支正
養老
陽谷
腕骨
小海
少澤
後谿
前谷

手太阳小肠经，左右共三十八穴

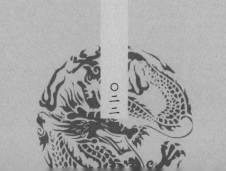

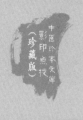

足太阳膀胱经，左右共一百二十六穴

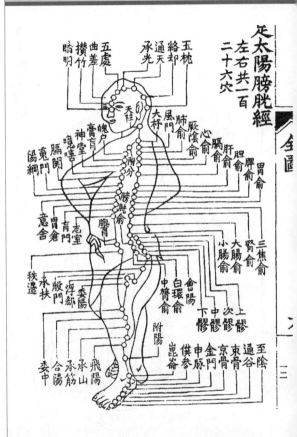

足太陽膀胱經
左右共一百
二十六穴

全圖

晴明
攒竹
曲差
五處
絡却
通天
承光
玉枕

天柱
大杼
風門
肺俞
厥陰俞
心俞
膈俞
肝俞
胆俞
脾俞
胃俞

膏肓
魄戶
神堂
譩譆
膈關
魂門
陽綱

附分

膀胱俞

意舍
胃倉
肓門
志室

胞肓

三焦俞
腎俞
大腸俞
小腸俞

秩邊
承扶
浮郄
殷門
委陽

會陽
白環俞
中膂俞

上髎
次髎
中髎
下髎
髎

委中
合陽
承筋
承山
飛陽

附陽

崑崙
申脈
僕参
金門
京骨
束骨
通谷
至陰

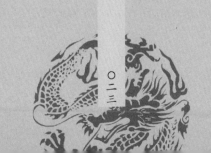

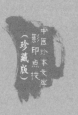

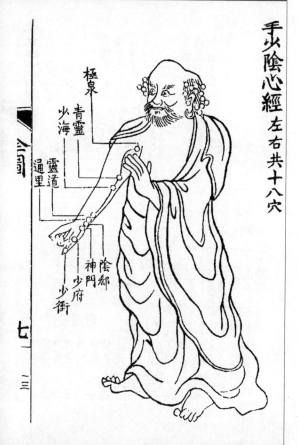

手少陰心經 左右共十八穴

極泉
青靈
少海
靈道
通里
陰郄
神門
少府
少衝

七三

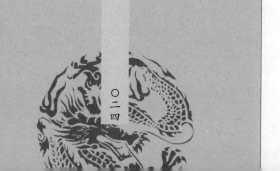

手少阴心经，左右共十八穴

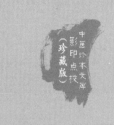

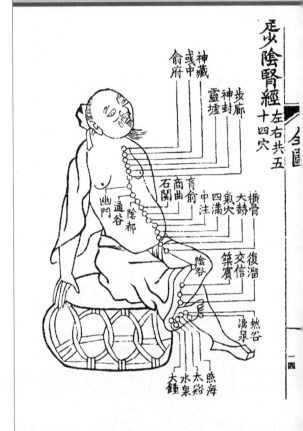

足少阴肾经，左右共五十四穴

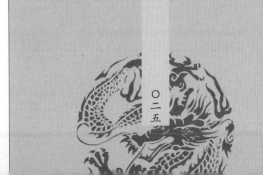

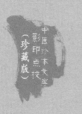

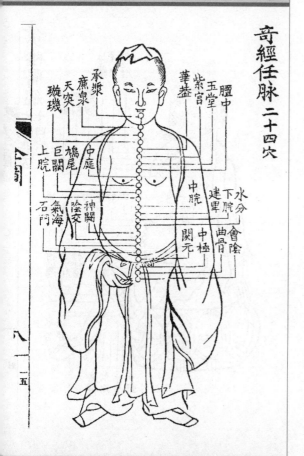

奇經任脉 二十四穴

承漿
廉泉
天突
璇璣
華葢
紫宮
五堂
膻中

上脘
巨闕
鳩尾
中庭

氣海
陰交
神闕
石門

水分
下脘
中脘
建里
會陰
曲骨
中極
関元

八
一五

奇经任脉，二十四穴

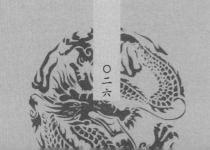

奇经督脉，二十八穴

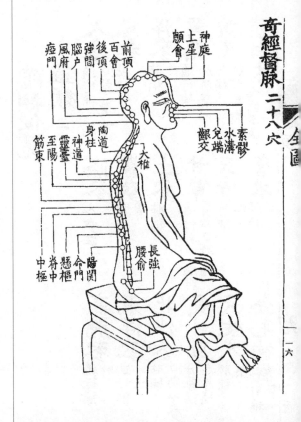

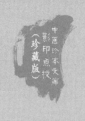
奇經督脉 二十八穴 全圖

神庭
上星
顖會
素髎
水溝
兌端
齦交

前頂
百會
後頂
強間
腦戶
風府
瘂門

身柱
陶道
大椎

神道
靈臺
至陽
筋束

長強
腰俞
陽關
命門
懸樞
脊中
中樞

一六

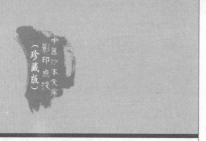

总类便览

草类一

人参 通行补 肺 ○须 芦条条

条参 人参注

高丽参 通行补 肺

珠参 肺补

党参 脾补 胃

东洋参 通行补

洋参 肺补

土参 肺补

北沙参 肺补 ○南沙参

黄精 通行补 肺、脾、胃、心

甘草 通行和 肺、脾、胃、心○头梢

炙甘草 甘草注 三焦补

黄芪 肺补 脾、胃、三焦

玉竹 肺补 心

天生术 脾补 胃

种白术 天生术注

苍术 脾和 胃

金毛狗脊 肝补 肾

總類便覽

草類一

人參 通行補 肺○鬚蘆條條

條參 人參注

珠參 肺補

洋參 肺補

黃精 通行補 肺脾胃心

黃芪 肺補 脾胃心

黃芪 肺補 脾胃三焦

種白术 天生术注 脾胃三焦

黨參 脾補 胃

土參 通行和 胃心○頭梢 肺脾

甘草 通行和 胃心○頭梢 肺脾

玉竹 肺補 心

蒼术 胃 脾和

高麗參 通行補 肺

東洋參 通行補

北沙參 肺補 ○南沙參

炙甘草 甘草注 三焦補

天生术 脾補 胃

金毛狗脊 肝補 腎

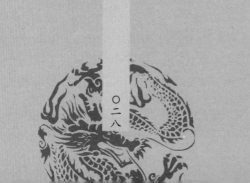

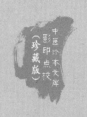

桔梗肺散　胃、心

升麻脾散　肺、胃、大肠、奇经

绿升麻升麻注

天麻肝散

柴胡胆散　肝、奇经

银柴胡柴胡注

前胡肝散　肺、脾、胆、膀胱

荠苨肺寒

淫羊藿命门补肝

秦艽肝散　胃、胆、大肠

防风膀胱散　通行肺、脾、胃、三焦、肝

龙胆草肝寒　胆、三焦、膀胱、肾

羌活膀胱散　肝、肾、奇经

独活肾散

巴戟天肾补

细辛肾散　心

三七胃和　肝

肉苁蓉肾补　命门

远志心和　肾

琐阳命门补

白茅根脾寒　胃、心○针、花

白芨肺补

地榆三焦寒○梢

白头翁大肠寒　胃

桔梗肺散胃心

天麻肝散

前胡肝散肺脾胆膀胱

秦艽肝散胃胆大腸奇經

羌活膀胱散肝肾奇經

細辛肾散心和

遠志心和肾

白芨肺補

升麻脾散肺胃大腸奇經

綠升麻升麻注

柴胡胆散肝奇經

銀柴胡柴胡注

薺苨肺寒

淫羊藿命門補

防風膀胱散通行肺脾胃三焦肝

龍膽草肝寒胆三焦膀胱肾

獨活肾散

巴戟天肾補

三七胃和肝

肉蓯蓉肾補命門

瑣陽命門補

白茅根脾寒胃心○針、花

地榆○三焦寒○梢

白頭翁大腸寒胃

一八

〇二九

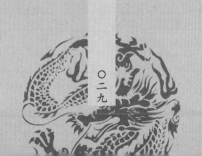

中医珍本文库影印点校（珍藏版）

丹參心補心包
元參腎寒
路路通和
苦參腎寒胆肝
紫草肝寒心包
白鮮皮脾寒胃小腸膀胱
黃連心寒脾三焦肝
胡連心寒脾三焦肝
川貝母肺寒心
象貝川貝母注
土貝母川貝母注
冬蟲夏草肺補腎
黃芩心寒肺脾大腸三焦胆
知母腎寒肺胃三焦膀胱
蛇牀子三焦補命門
白前肺寒
白薇奇經寒胃
落得打和
鶴虱通行攻
敗蒲攻
開金鎖散
角蒿寒
蕘花攻
嬭酣草和

丹参心补心包

元参肾寒

路路通和

苦参肾寒　胆肝

紫草肝寒　心包

白藓皮脾寒　胃、小肠、膀胱

黄连心寒　脾、三焦、肝

胡连心寒　脾、三焦、肝

川贝母肺寒　心

象贝川贝母注

土贝母川贝母注

冬虫夏草肺补　肾

黄芩心寒　肺、脾、大肠、三焦、胆

知母肾寒　肺、胃、三焦、膀胱

蛇床子三焦补　命门

白前肺寒

白微奇经寒　胃

落得打和

鹤虱通行攻

败蒲攻

开金锁散

角蒿寒

荛花攻

奶酣草和

泽兰脾和　肝、奇经

马兰泽兰注　胃

省头草泽兰注

川芎胆和　心包、肝、奇经

当归肝补　心、脾、奇经　○须

枸杞子肝补　肾

白芍肝补　肺、脾、奇经

赤芍白芍注

沙苑蒺藜肾补

丹皮肝寒　心包、心、肾

姜黄脾攻　肝

紫花地丁寒

莪术肝攻

三棱肝攻

王不留行奇经、攻　胃

香附通行和　三焦奇经

郁金肺和　心、包、肝、心

广木香三焦和　肺、脾、肝、奇经

砂仁脾和　肺、胃、大肠、小肠、肾

藿香脾和　肺、三焦

白豆蔻肺和　脾、胃、三焦

草果脾攻

肉果脾热、胃、大肠

草豆蔻脾和、胃

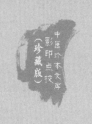

草果脾攻大腸小腸肺胃
砂仁脾和三焦奇經肺胃
香附通行和三焦奇經肺胃
莪术肝攻
白芍肝補肺脾奇經
川芎胆和心包肝奇經
澤蘭脾和肝奇經

肉果胃大腸
藿香脾和肺三焦
鬱金心包肝心肺和
三稜肝攻
姜黄脾攻肝
赤芍白芍注
當歸肝補心脾奇經○鬚
馬蘭澤蘭注胃

草豆蔻胃脾和
白豆蔻脾胃三焦肺和
廣木香三焦和肺脾肝奇經
王不留行奇經攻胃
紫花地丁肺脾肝奇經和寒
沙苑蒺藜腎補
枸杞子肝補腎
省頭草澤蘭注

二十

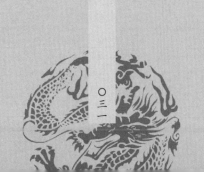

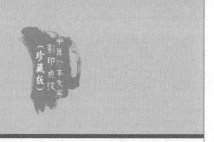

總頼

白芷 肺散 大腸胃
藁本 膀胱散 奇經
香茹 肺散
雞蘇 肺散
甘松 脾和
連翹 心和 大腸心包通行膽三焦
麥冬 胃寒 肺心

蓽撥 胃熱 大腸
荊芥 ○穗 肝散
薄荷 肺散 肝
蕅子 蕅葉注 肝和
青蒿 膽 肝和
三奈 和
良姜 胃熱
漏盧 胃寒 肺大腸小腸

延胡索 肝和 肺脾心包
破故紙 命門熱 心包
益智仁 脾補 胃心命門
蕅梗 蕅葉注
玫瑰花 肝和 ○露
甘菊花 肝和 肺心腎
紅豆蔻 良姜注 肺脾
白米飯草 肺和 胃

十二

二二

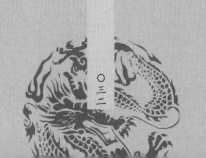

白芷肺散 大肠、胃
蓽拨胃热 大肠
延胡索肝和 肺、脾、心包
藁本膀胱散 奇经
荆芥肝散○穗
破故纸命门热 心包
香茹肺散
薄荷肺散 肝
益智仁脾补 胃、心、命门
苏叶肺散
苏子苏叶注
苏梗苏叶注
鸡苏肺散
青蒿肝和 胆
玫瑰花肝和○露
甘松脾和
三奈和
甘菊花肝和 肺、心、肾
连翘心和 通行胆、大肠、心包、三焦
良姜胃热
红豆蔻良姜注 肺脾
麦冬胃寒 肺、心
漏芦胃寒 肺、大肠、小肠
白米饭草肺和 胃

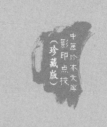

红花肝攻

胭脂红花注〇绛纬

款冬花肺和

瞿麦小肠寒　膀胱、心

萹蓄肾寒

佛耳草肺和

灯心心寒　肺、小肠

茵陈膀胱寒　脾、胃

旱莲草肾寒

葶苈肺攻　膀胱

大青胃寒　心

谷精草散

青黛通行寒　三焦、肝

紫苑（菀）[①]肺和　小肠〇女苑

木贼草散

熟地肾补　脾、肝

生地肾补　心包、肝、小肠、心

鲜生地肾寒　大肠、胃、小肠、心

麻黄肺散　心、大肠、膀胱〇根节

牛膝肾和　肝

青箱（葙）[②]子散

续断肝补　肾

芦根胃寒　三焦〇笋

决明子散

①②编者加，下同。

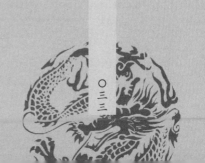

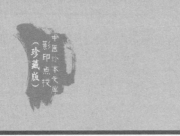

蕲艾 通行熱 脾肝腎
益母草 心包和 肝
茺蔚子 益母草注
木棉 和
花油 木棉注
馬鞭草 攻
附子 通行熱 命門奇經
側子 附子注
烏附尖 附子注 三焦命門
天雄 命門熱
烏頭 脾熱
草烏頭 熱
半夏 胃和 脾胆
藜蘆 攻
劉寄奴 攻
南星 肝攻 肺脾
胆星 南星注
牽牛子 肺攻
大戟 通行攻 肝
甘遂 通行攻 腎
蓖麻子 攻
商陸 通行攻
芫花 通行攻 ○根
牛旁子 通行寒 肺○根

蕲艾 通行热　脾、肝、肾
益母草 心包和　肝
茺蔚子 益母草注
木棉 和
花油 木棉注
马鞭草 攻
附子 通行热　命门、奇经
侧子 附子注
乌附尖 附子注
天雄 命门热
乌头 脾热
草乌头 热
半夏 胃和　脾胆
藜芦 攻
刘寄奴 攻
南星 肝攻　肺脾
胆星 南星注
牵牛子 肺攻　三焦、命门

大戟 通行攻　肝
甘遂 通行攻　肾
蓖麻子 攻
商陆 通行攻
芫花 通行攻○根
牛旁（蒡）子 通行寒 肺○根

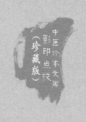

玉簪和

蒩茹攻

天名精攻○杜牛膝

射干肺寒　脾、肝、心

管仲和

续随子攻

茵芋和

蚤休寒

木鳖子寒○番木鳖

大黄胃攻　脾、大肠、心包、肝

莽草和

紫葳花心包攻　肝

常山攻

蜀漆三焦攻

凤仙子攻○花根叶

百部肺和

防己通行攻　三焦、膀胱

使君子攻

茜草心包攻　肝

银花和○忍冬藤叶

马兜铃肺寒　大肠○根

瓜蒌三焦寒○蒌仁

大蓟寒○小蓟

威灵仙通行散

瓜蒌三焦寒○蒌仁

茜草肝心包攻

百部肺和

常山攻

大黄脾胃攻大肠心包肝

茵芋和

射干肺寒脾肝心

玉簪和

蒩茹攻

天名精攻○杜牛膝

射干肺寒脾肝心　肺

管仲和

蚤休寒

莽草和三焦攻

续随子攻○番木鳖

木鳖子寒○番木鳖

大蓟寒○小蓟

银花和○忍冬藤叶

防己通行攻三焦膀胱

蜀漆三焦攻

紫葳花心包攻肝

凤仙子攻○花根叶

威灵仙通行散

马兜铃肺寒　大肠○根

使君子攻

天名精攻○杜牛膝

续随子攻

木鳖子寒○番木鳖

紫葳花心包攻肝

凤仙子攻○花根叶

二四

○三五

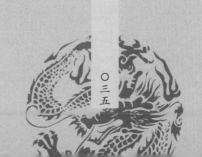

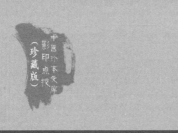

左侧竖排原文

總類

花粉 胃寒 膀胱
天冬 肺寒 腎
通草 肺寒 胃
萆薢 胃和 三焦肝
葛根○花汁 胃散 脾
鈎藤 肝和 心
澤瀉 膀胱寒 腎
蒲黃 心包和 肝

仙茅 命門補
木通 小腸寒 膀胱大腸三焦心包
白薇 寒○赤薇
菝葜 胃和 肝
猴薑 腎和
卷柏 和
馬勃 肺寒
旋萐 補

何首烏 肝補 腎
五味子 肺補 腎
菟絲子 腎補 脾肝
胡蘆巴 命門熱
白蒺藜 肝和 肺
夏枯草 肝和
石菖蒲 心和
旋覆花○根葉 肺和 大腸

十三

二五

右侧整理文

花粉 胃寒 膀胱
仙茅 命门补
何首乌 肝补 肾
天冬 肺寒 肾
木通 小肠寒 膀胱、脾、大肠、三焦、心包
五味子 肺补 肾
通草 肺寒 胃
白薇 寒○赤薇
菟丝子 肾补 脾、肝
萆薢 胃和 三焦、肝
菝葜 胃和 肝
胡芦巴 命门热
葛根 胃散 脾○花汁
猴姜 肾和
白蒺藜 肝和 肺
钩藤 肝和 心
卷柏 和
夏枯草 肝和
泽泻 膀胱寒 肾
马勃 肺寒
石菖蒲 心和
蒲黄 心包和 肝
旋萐 补
旋覆花 肺和 大肠○根叶

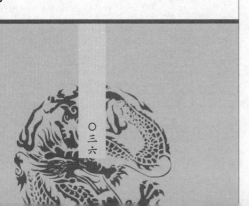

石斛胃和

车前子膀胱寒　肺肝

车前草车前子注　小肠

景天寒

地锦和

山豆根心寒　肺、大肠

石苇膀胱寒　肺

瓦苇石苇注

冬葵子寒○根叶花

水萍肺散

海苔寒

土茯苓大肠和　胃

海藻寒

海带寒

豨莶草和

昆布寒

雀梅叶寒

海金沙小肠寒　膀胱

苍耳子通行散○万应膏

地肤子膀胱寒○叶

白附子胃热

万年青寒○子

雪里青寒

淡竹叶寒

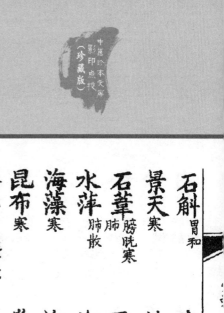

萬年青○子寒　蒼耳子通行散○萬應膏　昆布寒　海藻寒　水萍肺散　石葦膀胱寒　景天寒　石斛胃和

雪裏青寒　地膚子○葉膀胱寒　雀梅葉寒　海帶寒　海苔寒　瓦葦石葦注　地錦和　車前子肺肝膀胱寒

淡竹葉寒　白附子胃熱　海金沙小腸寒膀胱　豨薟草和　土茯苓大腸和胃　冬葵子○根葉花寒　山豆根肺大腸心寒　車前草車前子注

二六

〇三七

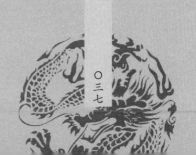

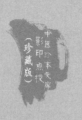

天仙藤和
土连翘和
山慈姑寒
覆盆子肝补　肾○叶
鸡冠花寒○子苗
蔷薇根大肠寒　胃○营

实

月月红和
金星草寒
元宝草寒
烟和○烟筒中水

木类二

松花肺和　心
松子肺和　胃
柏子仁心和　脾、肝、

肾

松香和○松毛、松节
枣仁胆补　肝、脾、心
侧柏叶寒○柏皮
肉桂肝热　命门
桂心脾热　心
郁李仁胆和

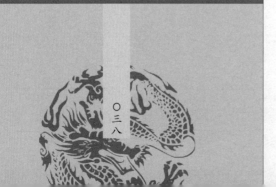

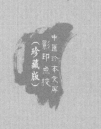

桂枝肺散　膀胱○花叶

桑叶胆寒

金樱子肾和

桑皮肺寒

桑枝和

合欢皮通行和心

桑根和

桑甚肾补

女贞子肝寒肾

枳壳通行攻

枳实通行攻

大枫子攻

杜仲肝补　肾

栀子心寒　肺、胃、三焦

五加皮肝和　肾

萸肉肾补　肝

黄柏膀胱寒　肾

蔓荆子散

乌药肺和　脾、膀胱、肾

沉香命门和　肝

白檀香肺和　脾、胃

乳香通行和　心

没药通行和

紫檀香和

桂枝○花葉 肺散 膀胱

桑葉胆寒

金櫻子肾和

桑皮肺寒

桑葚肾補

合歡皮遍行和

桑根和

桑枝和

女貞子肝寒

枳殼通行攻

栀子心寒 肺胃三焦

大楓子攻

杜仲肝補 肾

黃柏肾 膀胱寒

五加皮肝和 肾

萸肉肝 補和

沉香肝 命門和

蔓荆子散 和

烏藥脾膀胱肾 通行和

没藥通行和

白檀香脾胃 和

乳香心 通行和

紫檀香和

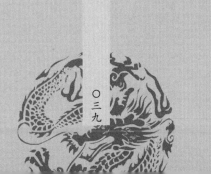

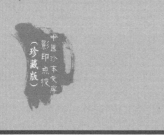

冰片 通行散 肺、脾、心

血竭 心和 肝

枫香脂 和

樟脑 和

丁香 胃热 肺、肾

安息香 心和

降香 和

阿魏 脾和 胃

苏合油 和

厚朴 胃和 脾

槐实 大肠寒 胆肝○槐花

地骨皮 肺寒 肝、肾

诃子 肺和 大肠

巴豆 通行攻

山茶花 寒

杉木 攻

柞木 攻

没石子 肾热

辛夷 肺散 胃

芦荟 肝寒 心

密蒙花 肝寒

皂角 肺攻 大肠、肝

角刺 通行攻

胡桐泪 寒

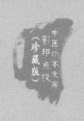

肥皂攻

苏木通行攻

海桐皮通行和

干漆攻

秦皮肝寒

石楠叶肾和

棕榈寒

芜荑通行和

天精草三焦寒

楮实和○皮叶

蕤仁肝寒

木芙蓉肺寒

木槿寒

紫参寒

老鼠刺肝寒　肾

南烛补○子

川楝子肝寒　膀胱、心包、小肠

川楝根川楝子注　大肠

水杨和

雷丸大肠攻　胃

西河柳和

茯神心和○黄松节

茯苓脾和　肺、心、膀胱○茯苓皮

赤茯苓茯苓注　心、小肠

肥皂攻

乾漆攻

櫻榴寒

楮實補○皮葉

木槿寒

南燭○子

水楊和

茯神心和○黄松節

蘇木通行攻

秦皮肝寒

蕪荑通行和

蕤仁肝寒

紫參寒

川楝子肝寒　膀胱、心包小腸

雷丸胃　大腸攻

茯苓○脾和茯苓皮肺心膀胱

海桐皮通行和

石楠葉腎和

天精草三焦寒

木芙蓉肺寒

老鼠刺腎肝寒

川楝根川楝子庄　火腸

西河柳和

赤茯苓茯苓注心小腸

三十

〇四一

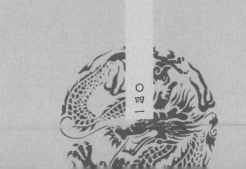

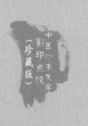

猪苓膀胱和　肾

琥珀肝和　肺、膀胱、心

天竹黄心寒　肝

竹叶心寒　脾、三焦

竹茹胃寒　肺、三焦、肝

梓白皮寒

竹沥通行和

荆沥通行和

榆白皮大肠和　小肠、膀胱

笋胃寒

椿皮寒

樗根皮寒

乌桕皮寒

臭橘叶和

甘李根皮寒

木蝴蝶肝和

八角金盘攻

果类三

大枣通行补　肺、脾、心　○南枣、生枣

红枣大枣注

龙眼肉脾补　心

猪苓膀胱和　肾
琥珀肝和　肺膀胱心
天竹黄心寒　肝
竹叶心寒　脾三焦
竹茹胃寒　肺三焦肝
梓白皮寒
竹沥通行和
荆沥通行和
榆白皮大肠和　小肠膀胱
笋胃寒
椿皮寒
樗根皮寒
乌桕皮寒
臭橘叶和
甘李根皮寒
木蝴蝶肝和
八角金盘攻

菓類三

大枣通行补　肺脾心　○南枣、生枣
红枣大枣注
龙眼肉脾补　心

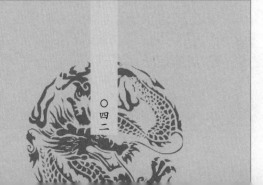

乌梅肺和　脾○白梅

胡桃肺补　三焦、命门○壳外皮

荔枝核和○壳、荔枝

山查（楂）脾和○核

杏仁肺和　大肠、三焦○甜杏仁、杏子

叭哒杏仁杏仁　注

桃仁肝攻　大肠奇经○桃子、花、叶

桃枭桃仁注

石榴皮和○花　石榴

广皮肺和　通行脾○陈皮、橘肉

橘红广皮注

化州陈皮广皮注

橘核肾和

橘叶肝和

青皮肝攻　肺、脾、胆、三焦

木瓜肝和　肺、脾、胃

香团和

佛手柑肺和　脾

榛子补

榠子肺和

落花生肺补　脾

白果肺和

芡实脾补　肾

枳椇子通行和

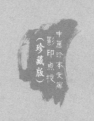

白菓肺和
榛子补
木瓜肝和　肺脾胃
橘核肾和
广皮肺和　陈皮橘肉通行脾
桃仁○肝攻　大肠奇经
山查脾和○核
乌梅肺和　脾○白梅

芡实脾补　肾
榠子肺和
香团和
橘叶肝和
橘红广皮注
桃枭桃仁注
杏仁○肺和　大肠三焦○甜杏仁杏子
胡桃○肺补　三焦命门○壳外皮

枳椇子通行和
落花生肺补　脾
佛手柑肺和脾胆三焦
青皮肝攻
化州陈皮广皮注
石榴皮○和花石榴
叭哒杏仁杏仁注
荔枝核○和　壳荔枝

三二

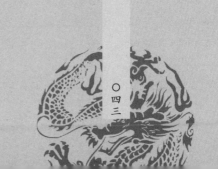

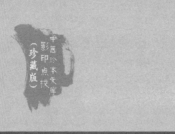

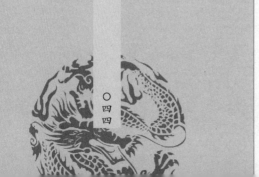

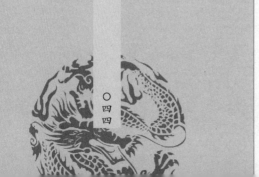

栗 肾补 大肠

枇杷 三焦和

枇杷叶 肺寒　胃○露

荷叶 脾和　胃

莲子 心补　肾○莲心

莲须 肾和　心

藕 三焦和○藕节

花红 和

石莲子 心寒　胃

甘蔗 胃寒　脾

杨梅 和

萱草 和○根

梨 肺寒　大肠、小肠、心

西瓜 寒

甜瓜蒂 胃攻○甜瓜

荸脐 寒

柿 肺寒　胃、大肠○肺霜

柿蒂 柿注

菱 寒

槟榔 通行攻

大腹皮 脾攻　肺○子

橄榄 肺和○核仁

慈姑 和

吴茱萸 肝热　脾、大肠、奇经

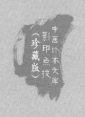

川椒肺热　脾、命门○椒

目

胡椒热

毕澄茄热

花椒通行热

茶寒

孩儿茶寒

白糖脾补　肺、肝○冰糖

沙糖白糖注

菜类四

山药脾补　肺○余零子

甘蔗脾补　胃肾

百合肺和　心

生姜胃散　肺○汁皮

煨姜脾和　胃

干姜通行热　脾

炮姜通行热　胃、肝、心

韭菜肾补　胃、脾○汁

韭子肾补　肝、命门

葱白通行散

薤白大肠和　三焦

大蒜通行热

川椒肺热　脾命门○椒目

花椒通行热

白糖脾补　肺肝○冰糖

菜類四

山藥脾補　肺○餘零子

炮姜通行热　胃肝心

生姜胃散　肺○汁皮

甘蔗脾補　胃肾

韭菜肾補　胃脾○汁

葱白通行散

薤白大肠和　三焦

煨姜脾和　胃

百合肺和　心

韭子肾補　肝命門

干姜通行热　脾

大蒜通行热

胡椒热

茶寒

沙糖白糖注

毕澄茄热

孩兒茶寒

三四

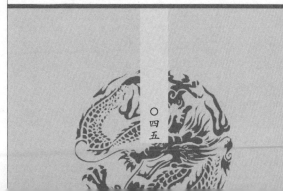

左欄（原書影印・縦書き）：

一／總類

菠菜通行和　　苋菜○子寒　　馬齒苋寒○子

薺菜通行和○根葉　肝　薺菜子○和花　蓬蒿菜和

恭菜通行寒　　白菜和　　黃芽菜白菜注

油菜○和子油　　紫菜和　　黃花菜和

水芹寒　　旱芹寒　　龍鬚菜和

蒿苣○通行寒子　　白苣通行寒　　石花菜三焦寒

茭白○通行寒菰根　　南瓜補　　白芥子肺散通行○芥菜子

絲瓜通行寒　　冬瓜脾寒　　冬瓜子○冬瓜注肝補

十六　　三五

〇四六

右欄：

菠菜通行和

苋菜寒○子

马齿苋寒○子

荠菜通行和　肝○根叶

荠菜子和○花

蓬蒿菜和

恭菜通行寒

白菜和

黄芽菜白菜注

油菜和○子油

紫菜和

黄花菜和

水芹寒

旱芹寒

龙须菜和

莴苣通行寒○子

白苣通行寒

石花菜三焦寒

茭白通行寒○菰根

南瓜补

白芥子肺散　通行○芥菜子

丝瓜通行寒

冬瓜脾寒

冬瓜子冬瓜注　肝补

黄瓜寒

王瓜寒

蔓菁子寒○根叶

菜瓜寒

萝卜和○菜

莱菔子攻

葫芦和

胡荽和○菜

胡萝卜和

香芋和

芋艿和

蒲公英胃寒　肾

茄子和○根

败酱心包寒、肾

小茴香胃和　肾○八角、茴香

蘑菇和

香蕈和

大茴香命门热　胃

松蕈香蕈注

土菌香蕈注

鱼腥草寒

木耳通行寒

地耳木耳注

石耳木耳注

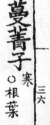

木耳通行寒　松蕈香蕈注　蘑菇和　茄子和○根　香芋和　葫蘆和　菜瓜寒　黄瓜寒

地耳木耳注　土菌香蕈注　香蕈和　敗醬心包寒肾　芋艿和　胡荽和○菜　蘿蔔和○菜　王瓜寒

石耳木耳注　魚鯹草寒　大茴香命門熱　小茴香胃和肾○八角茴香　蒲公英胃寒肾　胡蘿蔔和　萊菔子攻　蔓菁子寒○根葉

三六

〇四七

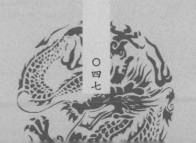

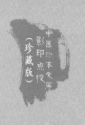

蕨寒
海粉寒
炊单布和

谷类五

米仁胃补　肺、脾
麻仁脾和　胃
胡麻肝补　肾
芝麻胡麻注
麻油胡麻注
亚麻胡麻注
小麦心和○浮麦、麸皮、面筋
面通行补
小粉通行寒
大麦通行寒○面
麦芽脾攻　胃
饴糖脾补　肺
荞麦和
野麦和
秈麦和
糯米脾补　肺
秈米脾补　胃
粳米肺补○米泔

蕨寒

穀類五

海粉寒

炊單布和

米仁胃補　肺脾
芝麻胡麻注
麻仁脾和　胃
胡麻肝補　腎
小麥心和○浮麥麩皮麵筋
麻油胡麻注
亞麻胡麻注
大麥○通行寒○麵
麵通行補
麥芽脾攻　胃
小粉通行寒
蕎麥和
飴糖脾補　肺
糯米肺脾補
野麥和
秈麥胃脾補
粳米○肺補○米泔

總類

九一

三七

〇四八

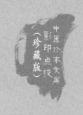

陈米_{胃和}

米露_{胃和}

谷芽_{胃和　脾}

黍_补

稷_补

茵草米_补

小米_补

粱_补

蒔草子_补

秫_补

稗_补

东廧子_补

菰米_补

高粱_补

玉蜀黍_补

穄子_补

粥_补

蓬草子_补

扁豆_{胃补　脾、三焦○叶}

绿豆_{通行寒○粉}

淡豆豉_{肺散}

白豆_{通行和○叶}

豆腐_{白豆注}

赤小豆_{心和　小肠○相}
思子

白豆 ○葉 通行和

扁豆 胃補　脾三焦 ○葉

穄子 補

菰米 補

秫 補

小米 補

黍 補

陳米 胃和

豆腐 白豆注

綠豆 通行寒 ○粉

粥 補

高粱 補

稗 補

粱 補

稷 補

米露 胃和

赤小豆 ○相思子　心和　小腸

淡豆豉 肺散

蓬草子 補

玉蜀黍 補

東廧子 補

蒔草米 補

閃草米 補

穀芽 胃和　脾

三八

○四九

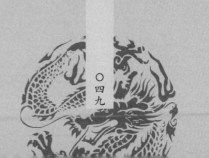

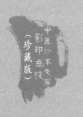

豇豆 肾补

黑豆 肾补　心

马料豆 黑豆注○皮

蚕豆 补

黄豆 和○油

大豆黄卷 胃寒

刀豆 肾补

豌豆 和

黎豆 和

蒸饼 胃和　脾、三焦

米醋 和

罂粟壳 肺和　大肠　肾　○御米

鸦片 罂粟壳注

建曲 胃和　脾

面神曲 胃和

红曲 脾攻　胃

酱 寒

酒 通行和○烧酒

金石类六

金 心和　肝

银 心和　肝

自然铜 和

铜绿肝和

铁肝和○铁屑、铁精、铁
华

针砂铁注

铁绣（锈）铁注

铅肾和

古文钱和

铅粉黄丹注

黄丹心寒

云母肺和

石羔（膏）胃寒　肺、
三焦

滑石膀胱寒　肺、三焦

紫石英奇经和　肝

磁石肾补　肺

浮石肺寒　三焦

白石英肺和

砒石攻○砒霜

矾石攻

炉甘石胃和

礞石肝攻

消石攻

阳起石命门补

石燕和

石蟹和

凝水石寒

石燕和

礞石肝攻

砒石肺肾补○砒霜

磁石肺

石羔胃寒肺三焦

铅粉黄丹注

铁绣铁注

铜绿肝和

石蟹和

消石攻

磬石攻

浮石肺寒三焦

滑石膀胱寒肺三焦

黄丹心寒

铅肾和

铁肝和○铁屑铁精铁华

凝水石寒

阳起石命门补

炉甘石胃和

白石英肺和

紫石英奇经和肝

云母肺和

古文钱和

针砂铁注

四十

〇五一

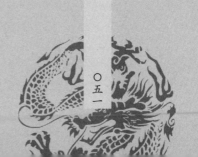

硃砂心寒　肝

雄黄肝攻○雌黄、薰黄

花蕊石肝攻

水银攻

银硃攻

元精石通行寒

芒硝大肠攻　胃、三焦

朴硝大肠攻　胃、三焦

元明粉大肠攻　胃

轻粉通行攻○粉霜

石灰攻○古矿灰

赤石脂大肠和　小肠

蓬砂三焦攻

硇砂攻

禹余粮大肠和　胃

空青肝寒

煤炭和

代赭石肝寒　心包

胆矾胆和

白矾和

石硫黄大肠热　命门○土硫黄

绛矾肝和

绿矾和

蜜陀僧和

青盐 肾和　肝
食盐 肾和　肺、心
无名异 和
钟乳 胃热
灵砂 通行和

水类七

立春水 和
小满水 和
芒种水 和
白露水 和
梅雨水 和
端午水 和
神水 和
寒露水 和
冬至水 和
小寒水 和
大寒水 和
腊日水 和
液雨水 和
露水 肺和
霜 和

青塩 肾和 肝

鍾乳 胃熱

食塩 肾和 肺心

靈砂 通行和

無名異 和

水類 七

立春水 和
白露水 和
神水 和
小寒水 和
液雨水 和

小滿水 和
梅雨水 和
寒露水 和
大寒水 和
露水 肺和

芒種水 和
端午水 和
冬至水 和
臘日水 和
霜 和

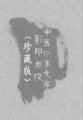

火土類 八

火土类八

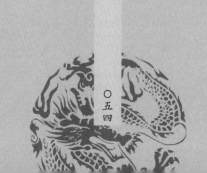

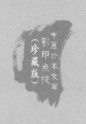

桑柴火和
栎炭火和
烰炭火和
芦火和
竹火和
灯火和
灯花和
黄土和
伏龙肝和
东壁土和○南壁土、西壁土
百草霜和
釜脐墨和
梁上尘和
墨和
咸攻

禽类九

燕窝肺补 胃○燕肉
鸡肝补○雄鸡冠血
乌骨鸡鸡注 肾
鸡蛋鸡注○蛋内皮、哺蛋壳
鸡肫皮小肠和 膀胱
鸡屎白鸡注

桑柴火和
栎炭火和
烰炭火和
芦火和
竹火和
灯火和
灯花和
黄土和○南壁土西壁土
东壁土和
梁上尘和
百草霜和
墨和
釜脐墨和
伏龙肝和
鹻攻

禽类九

燕窝○燕肉肺补 胃
鸡肝补○雄鸡冠血
鸡蛋○蛋内皮哺蛋壳鸡注
鸡肫皮膀胱小肠和
乌骨鸡鸡注 肾
鸡屎白鸡注

四四
〇五五

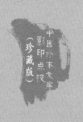

鴨 肺補 腎 ○熱血蛋
斑鳩 補
雀 腎補 ○卵
雉雞 補
鷺鷥 脾補
五靈脂 肝和
獸類十
犀角 胃寒 肝心
麝香 通行散
羚羊角 肝寒 肺心

鵝 和 ○血蛋
鴿 和 ○蛋左盤龍
白丁香 和
油鴨 補
白鶴血 肺補
鵜鶘油 通行和
夜明砂 肝攻

野鴨 胃補
鵲 寒
禽石燕 腎補

三三
四五
〇五六

鸭肺补　肾○热血、蛋
鹅和○血蛋
野鸭胃补
斑鸠补
鸽和○蛋、左盘龙
鹊寒
雀肾补○卵
白丁香和
禽石燕肾补
雉鸡补
油鸭补
鹈鹕油通行和
鹭鸶脾补
白鹤血肺补
夜明砂肝攻
五灵脂肝和

兽类十

犀角胃寒　肝、心
麝香通行散
羚羊角肝寒　肺、心

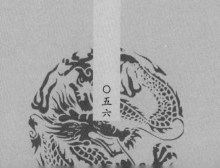

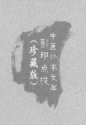

牛黄 肝寒　心

犀黄 牛黄注

鹿肉 通行补

鹿茸 命门补

麋茸 鹿茸注

阿胶 肺补　大肠、肝

鹿角 肾补　奇经〇鹿筋鹿峻

麋角 鹿角注

牛皮胶 补

牛肉 脾补〇白水牛喉

牛筋 肝补

牛髓 肾补　奇经

羊肉 通行补〇羊角、生羊血、羊胲

羊肝 肝补〇胆

羊腰子 肾补〇胫骨

羊肺 肺补

牛乳 大肠补　胃〇乳酥

羊乳 大肠补　肺、胃、肾

猪肉 肾补　〇脑、腰子、蹄、蹄甲、尾血

猪肝 肝和

猪胆汁 心寒　肝、胆

猪肺 肺补

猪肚 脾补　胃

猪脊髓 奇经补

猪肺 肺補

猪肉 蹄蹄甲尾血 肾補〇腦腰子

羊肺 肺補

羊肉 生羊血羊胲 通行補〇羊角

牛肉 脾補〇白水牛喉

鹿角 〇鹿筋鹿峻 肾補 奇經

鹿茸 命門補

牛黄 心 肝寒

猪肚 胃 脾補

猪肝 肝和

牛乳 酥 〇乳 大腸補 胃

羊肝 肝補〇膽

牛筋 肝補

麋角 鹿角注 鹿角注

麋茸 鹿茸注 鹿茸注

犀黄 牛黄注

猪脊髓 奇經補

猪膽汁 肝膽 心寒

羊乳 肺胃肾 大腸補

羊腰子 胫骨 肾補〇

牛髓 奇經 肾補

牛皮膠 大腸肝 肺補

阿膠 大腸肝 肺補

鹿肉 通行補

四六

〇五七

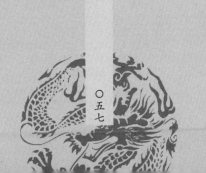

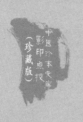

猪肠 大肠补〇油

猪脬 小肠补

猪心 血心补

猪肤 肾寒

象皮 和

象牙 心寒 肾

虎骨 热〇肉、肚、睛、爪

马肉 寒〇白马溺

驴肉 补〇驴溺

狗肉 脾补 肾

狗宝 狗肉注〇屎中骨、粟

海狗肾 肾补

熊胆 心寒 肝

猪獾 和

狗獾 和

獭肝 和〇肉

猫胞 和〇猫肉

刺猬皮 胃和 〇肉、脂、胆

兔屎 寒〇肉

兔肝 肝寒

猥鼠矢 和〇鼠、胆肉

虫类十一

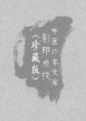

蝉退○蚱蝉

虻蟲通行攻　肝

蘆蟲攻

水蛭攻

蟾蜍胃寒

蟾酥蟾蜍注

殭蚕○蚕蛹肺和　胃肝

蠶繭膀胱和

原蚕蛾肾热

桑蚕○桑蟲矢通行散

桑寄生肾和

原蚕砂和

斑猫攻

蜈蚣肝攻

九香虫脾补　肾

蜂蜜通行和

蜂房攻

田雞补

黄蠟蜂蜜注

白蠟和

桑螵蛸肾补　肝命门

蠍○蠍梢肝攻

五倍子肺和

百药煎五倍子注　三焦

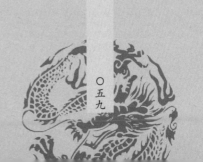

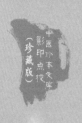

蝸牛寒
蜒蚰蝸牛注
白頸蚯蚓寒○蚯蚓泥
螻蛄攻
蜣蜋攻
五穀蟲寒
鼠婦攻
蠐螬攻
壁錢和
絳緯紅花注
緋帛和
五色帛緋帛注
繰絲湯心寒

魚類 十二

鰱魚補
草魚補
鯔魚補
鯽魚補
青魚補○膽
鱯魚補
勒魚補

一五

四九

○六○

蜗牛寒
蜒蚰蜗牛注
白颈蚯蚓寒○蚯蚓泥
蝼蛄攻
蜣螂攻
五谷虫寒
鼠妇攻
蛴螬攻
壁钱和
绛纬红花注
绯帛和
五色帛绯帛注
缲丝汤心寒

鱼类十二

鲢鱼补
草鱼补
草鱼补
鲻鱼补
鲋鱼补
青鱼补○胆

鲤鱼 补○胆、骨

鲳鱼 补

鲫鱼 补

鳊鱼 补

乌鱼 补○胆

石首鱼 补

白鲞 石首鱼注

鱼鳔 肾补

乌贼骨 肝和　肾○墨鱼肉

银鱼 补

鲚鱼 和

鲈鱼 和

鳜鱼 和

鲇鱼 和

黄颡鱼 和

金鱼 和

比目鱼 和

河豚鱼 和

鳝鱼 通行补

鳗 补

泥鳅 补

海蛇 和

海马 肾补

海参 肾补

海蛇 和
鳝魚 通行補
金魚 和
鳜魚 和
銀魚 補
白鲞 石首魚注
鳊魚 補
鯉魚 補○胆骨

海馬 腎補
鰻 補
比目魚 和
鲇魚 和
鱖魚 和
魚鰾 腎補
烏魚 ○胆
鯧魚 補

海參 腎補
泥鰍 補
河豚魚 和
黄顙魚 和
鱸魚 和
烏賊骨 肝和　腎○墨魚肉
石首魚、補
鯽魚 補

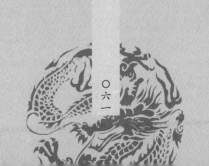

海虾补
虾补

鳞介类十三

龙骨 心和 大肠、肝、胃
龙齿 肝和 心
穿山甲 通行攻 胃、肝
龟板 肾补○ 心、奇经○龟屎
鳖甲 肝补○鳖肉
石决明 肝寒 肺
牡蛎 肝寒 肾
蛤蚧 肺补 肾
瓦楞子 和
蛤粉 肝寒 肾○蛤蜊肉
文蛤 蛤粉注
江珧柱 补
蚌粉 寒○蚌肉
蚬粉 寒○蚬肉
西施舌 补
淡菜 通行补
吐铁 肝补 肾
蜊壳 寒

海虾补 虾补

鳞介类 十三

龙骨 心和 大肠肝肾
龙齿 肝和
龟板 肾补 ○龟屎 心奇经
鳖甲 肝补 ○鳖肉
牡蛎 肝寒 肾
蛤蚧 肺补 肾
蛤粉 肝寒 肾 ○蛤蜊肉
文蛤 蛤粉注
蚌粉 寒 ○蚌肉
蚬粉 寒 ○蚬肉
淡菜 通行补
吐铁 肝补 肾
穿山甲 通行攻 胃肝
石决明 肝寒 肺
瓦楞子 和
江珧柱 补
西施舌 补
蜊壳 寒

田螺寒
螺蛳寒○壳
海蛳寒
蛏补
蟹寒○爪
蛇蜕攻
蕲蛇通行攻
乌梢蛇通行攻
蚺蛇胆脾寒　肝○肉
真珠心寒　肝

人类十四

牙齿攻
发肝和　心肾
紫河车通行补　膀胱
脐带和
指甲和
人骨和
人气通行补
人乳通行补
口津唾和

田螺寒
螺蛳寒○壳
海蛳寒
蛏补
蟹寒○爪
蛇蜕攻
蚺蛇胆脾寒○肉　肝
乌梢蛇通行攻
蕲蛇通行攻
真珠心寒　肝

人類十四

牙齿攻
髮心肾　肝和
紫河車通行补膀胱
人气通行补
脐带和
指甲和
人骨和
人乳通行补
口津唾和

五二

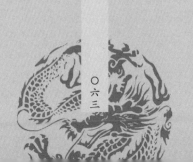

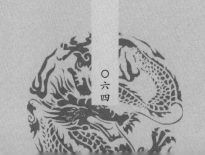

月水和
金汁胃寒 通行
人中黄胃寒 通行
童便肺寒
秋石肾补 三焦
人中白寒
裤裆和
月经衣月水注

月水和
童便肺寒
袴襠和

金汁胃寒 通行
秋石肾補 三焦
月經衣月水注

人中黃胃寒 通行
人中白寒

本草分经

维摩和尚编辑

通行经络

补

人参　甘、温、微苦，大补肺中元气，其性主气。凡脏腑之有气者，皆能补之。生阴血，亦泻虚火。凡服参不投者，服山查（楂）可解。一补气，一破气也。按老山真参近时绝少，惟行条参，其性味与人参虽同，而力极薄。出关东，不论大小，但须全糙白皮为上，半糙者次之。若皮色微黄，虽糙难辨，红熟者多，伪不可用。○修条力甚薄，而其性横行手臂，臂无力者，服之有效。○参须与修条相同，其力尤薄。○参芦能涌吐痰涎，虚者用之，以代瓜蒂。然亦

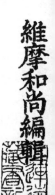

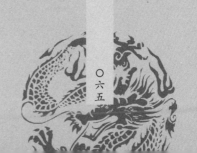

能补气，未见其尽吐也。

高丽参 气味略似人参，而性较温，初服似有力，数日后便不觉矣。野者不可得，种者愈大愈佳。

东洋参 野者皮白，状类西洋参，而色、香、味无异人参，性则微凉。近皆种者，形似人参，而性温，闻种时皆用硫黄故也。若以之代党参，较为轻清，非可代人参也。

黄精 甘、平，补气血而润，安五脏，益脾胃，润心肺，填精髓，助筋骨，除风湿。

大枣 甘温，补中益气，滋脾土，润心肺，调营卫，通九窍，助十二经，和百药，脾病人宜食之。加入补剂，与姜并行，能发脾胃升腾之气，风疾痰疾俱非所宜。○红枣功用相仿，而力稍逊。○南枣不入药。○生枣甘辛，多食生寒热。

面 甘温补虚，养气

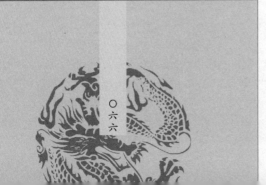

助五脏，厚肠胃，北产陈麦
良。新麦热，南产壅气助湿
热。

鹿肉 甘温补中，强五
脏，通脉，益气力。

羊肉 甘热属火，补虚
劳，益气力，开胃，壮阳道，
能发痼疾及疮。○羊胲结成
羊腹中者，治反胃。○羊角
明目杀虫。○生羊血治血晕，
解一切毒。

鳝鱼 甘、大温，补五
脏，去风湿，能走经络。

淡菜 甘、咸、温，补
五脏，益阳事，治虚劳，消
瘿气。

人乳 甘、咸，纯阴，
无定性，润五脏，补血液，
清烦热，理噎膈，利肠，有
孕之乳为忌，乳最有毒。

人气 治下元虚冷，日
令童男女以时隔衣进气脐中，
甚良。或身体骨节痹痛，令
人更互呵熨，久久经络通透。

紫河车 甘、咸、温，
大补气血，而初阴之功尤为
极重。治一切虚

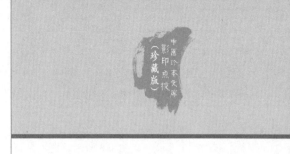

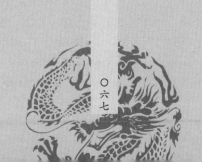

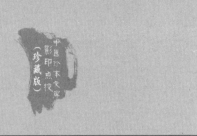

劳损极大，有奇效，且根气所钟，必达元海。病由膀胱虚者，用之尤宜。清水洗至净白，用铅壶隔汤煮极烂，连汁入药，或煮略熟，文火焙干用。有胎毒者伤人，须以银器试之。

和

甘草 味甘，通行十二经，解百药毒，生用气平，补脾胃，泻心火，而生肺金。炙用气温，补三焦元气，而散表寒。入和剂则补益，入汗剂则解肌，入凉剂则泻热；入峻剂则缓急；入润剂则养血。能协和诸药，使之不争。○头，涌吐，消上部肿毒。○梢，达茎中。

香附 辛、香、微苦、微甘，通行十二经，八脉气分，调一切气，能引血药至气分，而生血。解六郁，利三焦，消积调经，乃治标之品，损气耗血。

连翘 见心和。

合欢皮 甘平和血，补阴，

〔和〕
甘草 味甘补元气，通行十二经，解百药毒，生用气平，补脾胃，泻心火，而生肺金。炙用气温，补三焦元气，而散表寒。入和剂则补益，入汗剂则解肌，入凉剂则泻热；入峻剂则缓急；入润剂则养血。能协和诸药，使之不争。○头，涌吐，消上部肿毒。○梢，达茎中。

香附 辛香微苦微甘，通行十二经，八脉气分，调一切气，能引血药至气分，而生血。解六郁，利三焦，消积调经，乃治标之品，损气耗血。

连翘 见心和。

合欢皮 甘平和血补阴

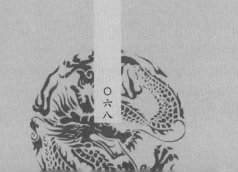

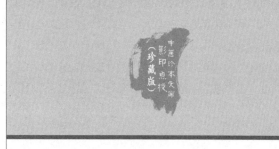

安五脏，和心志。盖心脾调和，则五脏自安矣。

芜荑　辛、苦、温，散满燥湿，化食杀虫，祛五脏皮肤肢节风湿，能疗鳖瘕虫痛。

海桐皮　苦、平，入血分，祛风去湿，杀虫，通行经络，达病所，治牙虫癣疥。

乳香　苦、温、辛、香，善窜入心，通行十二经。调气活血，去风舒筋，托里护心，香彻疮孔，能使毒气外出，消肿，止痛，生肌。

没药　苦、平，入十二经，散结气，通瘀血，消肿，定痛，生肌。

竹沥　甘、苦、寒、滑，清痰降火，行经络四肢皮里膜外之痰。凡痰因风热燥火者宜之，姜汁为使。虚者与参同用，使人参固其经，竹沥通其络，则甘寒气味相得益彰。

荆沥　甘、平，开经络，除风化痰，行气血，为去风化痰之妙药，用牡荆

通行

三十

五九

〇六九

益彰　同用相得，使人参参血甘平，开经络，竹沥除其经络通其络，则甘寒气味相得益彰用牡荆气

荆沥血为去风化痰之妙药用

痰因风热燥火者宜之，姜汁为使则甘寒气虚者与参

肿定痛瘀血消肿定痛生肌

竹沥甘苦寒滑清痰降火行经络四肢皮里膜外之痰凡痰

毒气外出消肿止痛生肌

牙虫癣疥治牙虫癣疥

络达病所入血分祛风去湿杀虫通行经络达病所治

湿能疗鳖瘕虫痛

五脏皮肤肢节风湿能疗鳖瘕虫痛

调和则五脏自安矣盖心脾调和则五脏自安矣心志

安五脏和心志

海桐皮苦平入血分祛风去湿杀虫通行经络

乳香苦温辛香善窜入心通行十二经调气活血去风舒筋托里护心香彻疮孔能使

没药苦平入十二经散结气通瘀血消

芜荑辛苦温散满燥湿化食杀虫祛

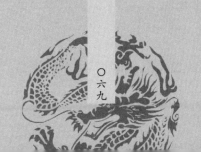

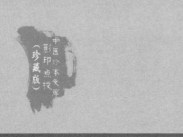

俗名黄荆，烧取沥。

广皮　见肺和。

枳椇子　甘、平，止渴，润五脏，解酒毒。

【按】葛根、葛花解酒毒而发散，不如枳椇。

菠菜　甘温而滑，利五脏，通血脉，开胸膈，下气调中，止渴润燥，根尤良。

荠菜　甘温利五脏，益肝和中。○根益胃明目，同叶烧灰治痫。

白豆　甘、平，补五脏，暖肠胃，调中，助十二经脉，肾病宜食之。○豆叶利五脏下气。○豆腐甘、咸、寒，清热散血，和脾胃，消胀满，下大肠浊气。

酒　大热有毒，用为向导，可以通行一身之表，引药至极高之分，和血行气逐秽，暖水脏，最能乱血动火，致湿热诸病醇，而无灰陈者良。

【按】石灰能解酒酸，造酒家多用之。而有灰之酒伤人。

○烧酒散寒，破结损人尤

俗名黄荆，烧取沥。

廣皮　見肺和。

枳椇子　甘平止渴潤五臟解酒毒

【按】葛根葛花解酒毒而發散不如枳椇

菠菜　甘溫而滑利五臟通血脈開胸膈下氣調中止渴潤燥根尤良

薺菜　甘溫利五臟益肝和中○根益胃明目同葉燒灰治癇

白豆　甘平補五臟暖腸胃調中助十二經脉腎病宜食之○豆葉利五臟下氣○豆腐甘鹹寒清熱散血和脾胃消脹滿下大腸濁氣

酒　大熱有毒用為向導可以通行一身之表引藥至極高之分和血行氣逐穢暖水臟最能亂血動火致濕熱諸病醇而無灰陳者良

【按】石灰能解酒酸造酒家多用之而有灰之酒傷人

○燒酒散寒破結損人尤

六十

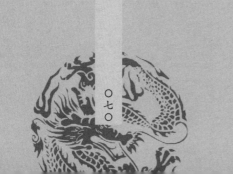

甚。

灵砂 甘、温，养神志，安魂魄，通血脉，调和五脏，治上盛下虚，痰涎壅盛，吐逆冷痛，杀精鬼。小儿惊吐，服之最效，为镇坠神丹也。硫黄合水银炼成。

百沸汤 助阳气，行经络，半沸者饮之，伤元气作胀。

鹈鹕油 咸、温，滑透经络，治聋痹痛肿，诸病不入汤丸。

蜂蜜 甘、滑，生性凉，清热。熟性温，补中润燥，解毒，调营卫，通三焦，安五脏，通便秘，止诸痛，和百药，与甘草同功。滑肠，同葱食害人，食蜜饮后，食鲊令人暴亡。○黄蜡甘、淡、微温，性涩止痛，生肌续绝伤，止泻痢。

攻

大戟 苦、辛、寒，专泻脏腑水湿，逐血发汗，消痛，通二便闭，泻火逐痰。其汁青绿，亦

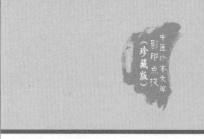

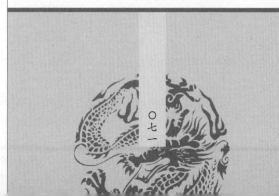

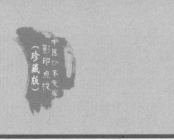

左栏（原文竖排）：

能瀉肝陰寒，善走，大損真氣。紫色者，上白者，傷人，須去骨用。中其毒者，惟菖蒲能解之。

甘遂 苦、寒，瀉腎經及隧道水濕，直達水氣所結之處，以攻決為用。治大腹腫滿，痞積痰迷，去水極神，損真極速，面煨用。

商陸 苦、寒，沉陰下行，與大戟、甘遂同功，療水腫脹滿，蟲毒惡瘡。

芫花 甘、溫，療五臟水飲痰癖，治瘴瘧，毒性至緊，虛者忌之，醋煮用。〇根療疥。

防己 大辛、苦、寒。入膀胱去火邪，通行十二經，通腠理，利九竅，瀉下焦血分濕熱，療風行水，降氣下痰，性險而健。惟濕熱壅遏，及腳氣病。凡下焦濕熱，致二陰不通者，用此治之有二種。漢防己治水，用木防己治風用。

鶴虱 苦、平，殺五臟蟲，治蛔痛。

六二

〇七二

右栏（简体）：

能泻肝阴寒，善走，大损真气。紫色者，上白者，伤人，须去骨用。中其毒者，惟菖蒲能解之。

甘遂 苦、寒，泻肾经及隧道水湿，直达水气所结之处，以攻决为用。治大腹肿满，痞积痰迷，去水极神，损真极速，面煨用。

商陆 苦、寒，沉阴下行，与大戟、甘遂同功，疗水肿胀满，虫毒恶疮。

芫花 甘、温，疗五脏水饮痰癖，治瘴疟，毒性至紧，虚者忌之，醋煮用。〇根疗疥。

防己 大辛、苦、寒。入膀胱去火邪，通行十二经，通腠理，利九窍，泻下焦血分湿热，疗风行水，降气下痰，性险而健。惟湿热壅遏，及脚气病。凡下焦湿热，致二阴不通者，用此治之有二种。汉防己治水，用木防己治风用。

鹤风 苦、平，杀五脏虫，治蛔痛。

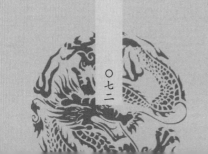

左

巴豆　辛，大热，大毒，峻下开窍宣滞，去脏腑沉寒积滞，治喉痹急症。生用急治，炒黑缓治，去油名巴豆霜。大黄、黄连、冰水、黑豆、绿豆汁，能解其毒。

苏木　甘、咸、辛、平，入三阴血分，行血去瘀，因宣表里之风。

枳实　苦、酸、微寒，破气行痰，消痞止喘，利胸膈，宽肠胃。

枳壳　性味功用与枳实同，惟实则力猛而治下。其泻痰有冲墙倒壁之功，壳则力缓而治上，能损胸中至高之气为异耳。

角刺　辛温搜风，杀虫，通窍溃痈，其锋锐，直达病所。

槟榔　苦、辛、温，能坚诸药下行，攻坚破胀，消食行痰，下水散邪，杀虫醒酒，泻胸中至高之气至于下极。凡气虚下陷者，宜慎用。

轻粉　辛、冷、燥、毒，劫痰涎，消积杀虫，善

右

巴豆　辛大熱大毒峻下開竅宣滯去臟腑沉寒積滯治喉痹急症生用急治炒黑緩治去油名巴豆霜大黃黃連冰水綠豆汁能解其毒

蘇木　甘鹹辛平入三陰血分行血去瘀因宣表裏之風

枳實　苦酸微寒破氣行痰消痞止喘利胸膈寬腸胃

枳殼　性味功用與枳實同惟實則力猛而治下其瀉痰有衝牆倒壁之功殼則力緩而治上能損胸中至高之氣為異耳

角刺　辛溫搜風殺蟲通竅潰癰其鋒銳直達病所

檳榔　苦辛溫能堅諸藥下行攻堅破脹消食行痰下水散邪殺蟲醒酒瀉胸中至高之氣至于下極凡氣虛下陷者宜慎用

輕粉　辛冷燥毒劫痰涎消積殺蟲善

通行

至三

六三

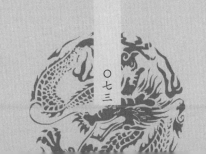

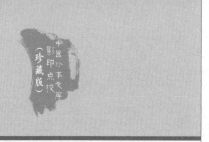

散

威靈仙 辛鹹溫屬木宣疏五臟通行十二經行氣祛風破積治風濕痰飲諸

蘄蛇 甘鹹溫性窜內走臟腑外徹皮膚透骨搜風截驚定搐治風濕癱瘓疥癩皮骨尤毒宜去淨

烏梢蛇 功用與蘄蛇同無毒而力淺大者力更減

穿山甲 咸寒性猛善窜入肝胃功專行散能出入陰陽貫穿經絡入營分以破結邪直達病所通經下乳消腫潰癰止痛排膿和傷發痘為風瘧瘡科要藥

蟲 苦寒有毒攻血遍行經絡色青入肝極能墮胎

入經絡不可輕服今人用治楊梅毒瘡能劫邪從牙齦出然毒入經絡筋骨血液耗亡多成痼疾惟土茯苓能解其留毒〇粉霜略同

六四

〇七四

入经络，不可轻服。今人用治杨梅毒疮，能劫邪从牙龈出。然毒入经络，筋骨血液耗亡，多成痼疾。惟土茯苓能解其留毒。〇粉霜略同。

虻虫 苦、寒，有毒，攻血遍行经络，色青入肝，极能堕胎。

穿山甲 咸、寒，性猛，善窜入肝胃，功专行散，能出入阴阳，贯穿经络，入营分，以破结邪，直达病所。通经下乳，消肿溃痈，止痛排脓，和伤发痘，为风疟疮科要药。

蕲蛇 甘、咸、温，性窜，内走脏腑，外彻皮肤，透骨搜风，截惊定搐，治风湿瘫痪，疥癞。皮骨尤毒，宜去净。

乌梢蛇 功用与蕲蛇同，无毒而力浅，大者力更减。

散

威灵仙 辛、咸、温，属木，宣疏五脏，通行十二经，行气祛风，破积，治风湿痰饮，诸

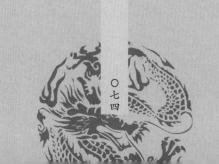

病。性极快,得积病不痊者,服之有效。然大走真气,耗血,用宜详慎。

防风 见膀胱散。

苍耳子 甘、苦、温,发汗散风,上通脑顶,下行足膝,外达皮肤。治头面诸疾,遍身瘙痒。去刺用。○采根煎熬,名万应膏,功用略同。

冰片 辛、香、善走,体温用凉,先入肺,传于心脾而透骨,通窍散郁火,辟邪,消风化湿,风病在骨髓者宜之。若在血脉肌肉,辄用冰、麝,反引风入骨,莫之能出。

葱白 辛、散、平,发汗解肌,通上下阳气,而活血解毒,白冷青,热取白,用同蜜食,杀人。青叶治水病足肿。

白芥子 见肺散。

麝香 辛、温,香窜,开经络,通诸窍,内透骨髓,外彻皮毛,搜风,治诸风,诸气,诸血,果积酒积,辟邪解毒,杀虫。风

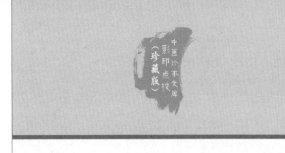

病性極快利積疴不痊者服之有効然大走真氣耗血散用宜詳慎

防風見膀胱散

蒼耳子甘苦温發汗散風上通腦頂下行足膝外達皮膚治頭面諸疾遍身瘙痒去刺用○採根煎熬名萬應膏功用略同

冰片辛香善走體温用涼先入肺傳於心脾而透骨通竅散鬱火辟邪消風化濕風病在骨髓者宜之若在血脈肌肉輒用冰麝反引風入骨莫之能出

葱白辛散平發汗解肌通上下陽氣而活血解毒白冷青熱取白用同蜜食殺人青葉治水病足腫

白芥子見肺散

麝香辛温香竄開經絡通諸竅内透骨髓外徹皮毛搜風治諸風諸氣諸血果積酒積辟邪解毒殺蟲風

六五

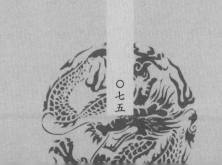

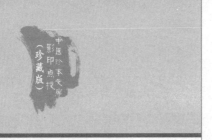

在肌肉者，误用之，反引风
入骨，用当门子尤胜。

桑蚕　甘、温、有毒，
祛风而走窜经络，其性与穿
山甲相近，用以发痘，大伤
元气。○桑虫矢功用略同。

寒

牛旁子　辛、苦、寒、
滑，泻热散结，宣肺气，清
喉理嗽，利二便，行十二经，
散诸肿疮毒，腰膝滞气。○
根苦寒，治中风，贴反花疮。

青黛　咸、寒，泻肝，
散五脏郁火，解中下焦蓄蕴
风热，敷痈疮。

蒸菜　甘、苦、凉，滑
利五脏，通心膈。捣汁，治
时行壮热，止热毒痢。

茭白　甘冷而滑，利五
脏，去烦热。○根名菰根，
冷利甚于芦根。

白苣　苦、寒，利五脏，
通经脉，开胸膈滞气，解热
毒利肠。

莴苣　苦、冷，功同白
苣，又能通乳汁，杀虫蛇毒。
○子下

在肌肉者，误用之，反引
风入骨，用当门子尤
胜用○

桑蚕　甘温有毒祛风
而走窜经络其
性与穿山甲相近用以发痘大
伤元气○桑虫矢功用略同

寒　牛旁子　辛苦
寒滑泻热散结宣肺气清
喉理嗽利二便行十二经
散诸肿疮毒腰膝滞气○根
苦寒治中风贴反花疮

青黛　咸寒泻肝
散五脏郁火解中下焦蓄蕴
风热敷痈疮

蒸菜　甘苦凉滑
利五脏通心膈捣汁治
时行壮热止热毒痢

茭白　甘冷而滑利五
脏去烦热○根名菰根
冷利甚于芦根

白苣　苦寒利五脏
通经脉开胸膈滞气解热
毒利肠

莴苣　苦冷功同白
苣又能通乳汁杀虫蛇毒
○子下

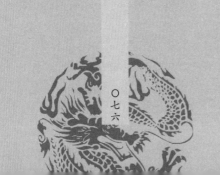

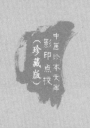

乳汁，通小便。

丝瓜　甘、冷，凉血解毒，除风化痰，通经络，行血脉，消浮肿，发痘疮。滑肠下乳用筋。

木耳　甘、平，利五脏，宣肠胃，治五痔血症。○地耳甘、寒，明目。○石耳甘、平，明目益精。

大麦　甘、咸、微寒，补虚除热，益气调中，实五脏，化谷食。○大麦面平胃下气，消积凉血。

小粉　甘、凉，和五脏，调经络，醋熬消痈疽汤火伤。

绿豆　甘、寒，行十二经，清热解毒，利水和脾，功在绿皮，去皮即壅气，煮汤加蜜或盐冷饮，粉扑痘疮溃烂。

元精石　咸、寒而降，治上盛下虚，救阴助阳，有扶危拯逆之功。

人中黄　见胃寒。

金汁　见胃寒。

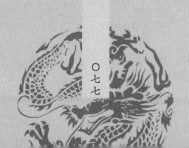

热

蕲艾 苦、辛，生温熟热，纯阳香燥，能回垂绝之元阳，通十二经，走三阴，而尤为肝、脾、肾之药。理气血，逐寒湿，暖子宫，止血温中，开郁调经，杀蛔。以之灸火，能透诸经而除百病。

附子 辛、甘、大热，纯阳，其性浮多沉少，其用走而不守，通行十二经，无所不至，能引补气药，以复失散之元阳；引补血药，以滋不足之真阴；引发散药，开腠理，以逐在表之风寒；引温暖药达下焦，以祛在里之寒湿。治督脉为病，及一切沉寒痼冷之症。生用发散，熟用峻补，误服祸不旋踵。中其毒者，黄连、犀角、甘草煎汤解之，或用澄清黄土水亦可。○乌附尖吐风痰，治癫痫，其锐气直达病所。○侧子大燥，发散四肢，充达皮毛，治手足风湿。

（熟）

蕲艾 苦辛，生温熟热，纯阳香燥，能回垂绝之元阳，通十二经，走三阴，而尤为肝脾肾之药。理气血，逐寒湿，暖子宫，止血温中，开郁调经，杀蛔。以之灸火，能透诸经而除百病。

附子 辛甘大热，纯阳，其性浮多沉少，其用走而不守，通行十二经，无所不至，能引补气药，以复失散之元阳；引补血药，以滋不足之真阴；引发散药，开腠理，以逐在表之风寒；引温暖药达下焦，以祛在里之寒湿。治督脉为病，及一切沉寒痼冷之症。生用发散，熟用峻补，误服祸不旋踵。中其毒者，黄连犀角甘草煎汤解之，或用澄清黄土水亦可。○乌附尖吐风痰，治癫痫，其锐气直达病所。○侧子大燥，发散四肢，充达皮毛，治手足风湿。

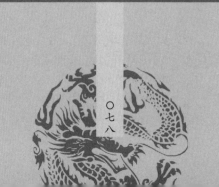

花椒　辛、苦、温，散寒燥湿，温中下气，利五脏，去老血，杀虫。

干姜　辛、热，燥脾湿，开五脏六腑，通四肢关节，宣诸络脉，逐寒发表，温经定呕，消痰去滞。炒黄用如与五味子同，服亦能利肺气，而治寒嗽。

炮姜　辛、苦、大热，除胃冷而守中，兼补心气，祛脏腑沉寒锢冷，去恶生新，能回脉绝无阳。又引血药入肝，而生血退热。引以黑附，则入肾，祛寒湿。

大蒜　辛、热，通五脏，达诸窍，消食辟秽，去寒滞，解暑气，杀蛇虫毒。气味重浊，多食则昏目损神。捣敷治鼻衄不止，关格不通，亦能消水利便。如切片，灼艾灸痈疽良，须用独头者佳，至百补俗说，不足信也。

花椒　辛苦溫，散寒燥濕溫中，下氣利五臟六腑，通四肢關節，殺蟲諸絡脈，逐寒濕開。

干姜　辛熱燥濕，開五臟六腑，通四肢關節，宣諸絡脈，逐寒發表，溫經定嘔，消痰去滯，炒黃用如與五味子同，服亦能利肺氣，而治寒嗽。

炮姜　辛苦大熱，祛臟腑沉寒錮冷，去惡生新，能回脈絕無陽，又引血藥入肝，而生血退熱，引以黑附則入腎，祛寒濕解。

大蒜　辛熱氣，去惡生新，能引以黑附則入腎，祛寒濕，達諸竅，消食辟穢，去寒滯，解暑氣，殺蛇蟲毒，氣味重濁，多食則昏目損神，搗敷治鼻衄不止，關格不通，亦能消水利便，如切片灼艾灸癰疽良，須用獨頭者佳，至百補俗說，不足信也。

通行

姜

六九

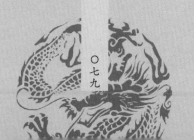

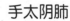

手太阴肺

补

人参 见通行补。

高丽参 见通行补。

珠参 苦、寒、微甘，补气，降肺火，肺热有火者，宜之。

土参 甘、微寒，性苦下降，补肺气而能使清肃下行。凡有升无降之症，宜之。

洋参 苦、寒、微甘，补肺降火，虚而有火者，宜之。

北沙参 甘、苦、微寒。专补肺阴，清肺火，金受火刑者，宜之。〇南沙参功同，而力稍逊。

黄精 见通行补。

玉竹 甘、平，补气血而润，去风湿，润心肺，用代参、地，不寒不燥，大有殊功。

黄芪 甘、温，升浮补肺气，温三焦，壮脾胃，实腠理，泻阴火，解肌热。气虚难汗者可发，表疏多汗者可止。生用

手太陰肺

⑩補

人參 見通行補 高麗參 見通行補 珠參 苦寒微甘補氣降肺火肺熱有火者宜之 土參 甘微寒性苦下降補肺氣而能使清肅下行凡有升無降之症宜之 洋參 苦寒微甘補肺降火虛而有火者宜之 北沙參 甘苦微寒專補肺陰清肺火金受火刑者宜之〇南沙參功同而力稍遜 黃精 見通行補 玉竹 甘平補氣血而潤去風濕潤心肺用代參地不寒不燥大有殊功 黃芪 甘溫升浮補肺氣溫三焦壯脾胃實腠理瀉陰火解肌熱氣虛難汗者可發表疏多汗者可止生用

七十

〇八〇

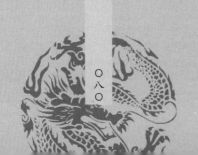

泻火，炙用补中，为内托疮痛要药，但滞胃尔。

白芨 苦、辛、平，性涩入肺，止吐血，去瘀生新，肺损者能复生之，治跌打汤火伤及疮痛。

白芍 见肝补。

冬虫夏草 甘、平，补肺肾，止血化痰，治劳嗽。

五味子 性温，五味俱备，酸咸为多，敛肺补肾，益气生津，涩精明目，强阴退热，敛汗止呕，宁嗽定喘，除渴止泻，夏月宜常服之。以泻火而益金，北产者良。

大枣 见通行补。

胡桃 甘、热，通命门，利三焦，润肠胃，温肺补肾，润燥养血。佐破故纸，大补下焦，然能动风痰，助肾火。皮性涩，若连皮用，则敛肺固肾，涩精。油者有毒，能杀虫，壳外青皮，压油乌须发。

落花生 辛、甘、香，润肺补脾，和平可贵。

白

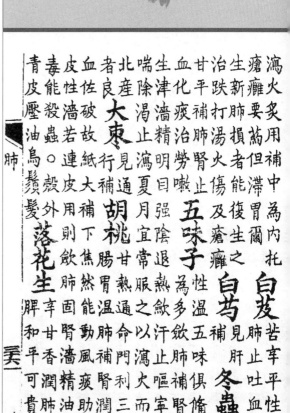

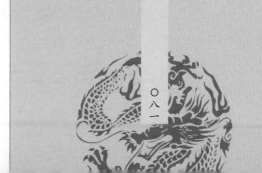

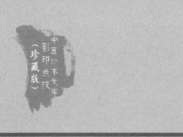

糖　见脾补。

山药　见脾补。

米仁　见胃补。

粳米　甘、平，得天地中和之气，平和五脏，补益气血，入肺清热，利便。晚收者性凉，尤能清热。北粳凉，南粳温，新粳热，陈粳凉，赤粳热，白粳凉，新米动气。米泔清热凉血，利小便，用第二次者。

糯米　见脾补。

饴糖　见脾补。

磁石　见肾补。

燕窝　甘、淡、平，大养肺阴，开胃气，化痰止嗽，补而能清。一切病之由于肺虚不能清肃下行者，此皆治之。○燕肉不可食，损人神气。

鸭　甘、平、微咸，入肺肾血分，补阴除蒸，利水化虚痰，毛白嘴乌老者良。○热血解诸毒。○蛋甘、寒、咸，除心膈热。

白鹤血　咸、平，益肺去风，补虚乏，益气力。

阿胶　甘、平，

糖見脾補

山藥見脾補

米仁見胃補

粳米　甘、平，得天地中和之氣，平和五臟，補益氣血，入肺清熱，利便。晚收者性涼，尤能清熱。北粳涼，南粳溫，新粳熱，陳粳涼，赤粳熱，白粳涼，新米動氣。米泔清熱涼血，利小便，用第二次者。

糯米見脾補

飴糖見脾補

磁石見腎補

燕窩　甘、淡、平，大養肺陰，開胃氣，化痰止嗽，補而能清。一切病之由於肺虛不能清肅下行者，此皆治之。○燕肉不可食，損人神氣。

鴨　甘、平、微鹹，入肺腎血分，補陰除蒸，利水化虛痰，毛白嘴烏老者良。○熱血解諸毒。○蛋甘、寒、鹹，除心膈熱。

白鶴血　鹹、平，益肺去風，補虛乏，益氣力。

阿膠　甘、平，

七二

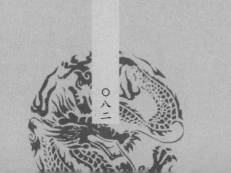

清肺养肝，补阴滋肾，止血
去瘀，除风化痰，润燥定喘。
利大小肠，治一切血病风病。
大抵补血与液，为肺、大肠
要药，伤暑伏热成痢者，必
用之。胃弱脾虚者，酌用化
痰蛤粉炒，止血蒲黄炒。

　　猪肺　补肺，治虚嗽。

　　羊肺　通肺气，止咳嗽，
亦利小便。

　　羊乳　见大肠补。

　　蛤蚧　咸、平，补肺润
肾，益精助阳，通淋定喘，
止嗽气虚，血竭者，宜之。
其力在尾，毒在眼，去头足
酥炙用。

　　　　　和

　　甘草　见通行和。

　　郁金　辛、苦、微甘，
轻扬上行，入心包、心、肺，
凉心热，散肝郁，破血下气。
治经水逆行，气血诸痛，耗
真阴。

　　广木香　见三焦和。

　　白豆蔻　辛、热，

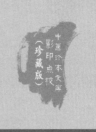

七三

酥炙去头足用

蛤蚧　咸平补肺润肾益精助阳通淋定喘止嗽气虚血竭者宜之其力在尾毒在眼

猪肺　补肺治虚嗽

羊肺　通肺气止咳嗽亦利小便

羊乳　见大肠补

血与液为肺大肠要药伤暑伏热成痢者酌用化痰蛤粉炒止血蒲黄炒

清肺养肝补阴滋肾止血去瘀除风化痰润燥定喘利大小肠治一切血病风病大抵补

和

甘草　见通行和

郁金　辛苦微甘轻扬上行入心包心肺凉心热散肝郁破血下气治经水逆行气血诸痛耗真阴

广木香　见三焦和

白豆蔻　辛热

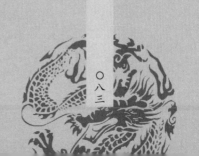

肺经本药，流行三焦，温暖脾胃，散滞气，消酒积，除寒燥湿，化食宽膨。

藿香　见脾和。

甘菊花　见肝和。

延胡索　见肝和。

旋覆花　辛、苦、咸、微温，入肺、大肠，下气行水，软坚消痰痞，通血脉，除噫气，绢包煎。○根治风湿。叶治疮毒，止血。

砂仁　见脾和。

紫菀　辛、苦、温，性滑润肺，下气化痰，止渴，专治血痰及肺经虚热。又能通利小肠。○白者名女菀，紫入血分，白入气分。

款冬花　辛、温，润肺消痰，理嗽，能使肺邪从肾顺流而出。治逆气咳血，主用皆辛温开豁，却不助火。

白蒺藜　见肝和。

佛耳草　微酸，大温肺气，止寒嗽，消痰，治寒热泄泻。

百部　甘、苦、微温，能利肺气而润

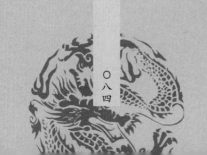

肺，温肺治寒嗽，杀虫虱，伤胃滑肠。

白米饭草 甘、平，润燥补肺，和中益胃，治吐血咳嗽，熬膏用。

罂粟壳 酸、涩、平，敛肺涩肠，固肾。宜治骨病，酸收太紧，易兜积滞。〇御米甘、寒，润燥，治反胃。〇鸦片酸涩，温止泻痢，涩精气。

松花 甘、温，润心肺，益气止血，除风，善渗诸痘疮伤损，湿烂不痂。

松子 甘温而香，润肺燥，开胃，散水气，除诸风，治大便虚秘。

白檀香 辛温利气，调脾肺，利胸膈，兼引胃气上升。

乌药 辛、温、香窜，上入脾肺，下通膀胱肾，能疏胸腹邪逆之气。凡病之属气者，皆可治。顺气则风散，理气则血调。故又治风疗疮，及猫犬百病。

诃子 苦、温、酸、涩，泄气消痰，敛肺涩肠，生用清金

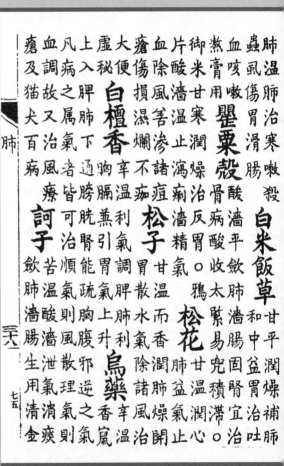

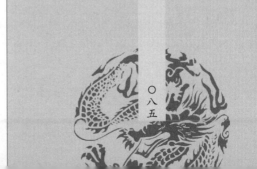

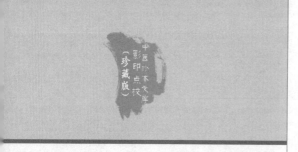

行气，熟用温胃固肠。

茯苓　见脾和。

琥珀　见肝和。

杏仁　辛、苦、甘、温。泻肺降气行痰，解肌除风，散寒润燥，并解肺郁，利胸膈气逆，通大肠气秘，治上焦风燥，又能杀虫，消狗肉，面粉积。去皮尖研，用如发散，连皮尖研。双仁者杀人。○叭哒杏仁甘、平，性润，止咳下气，消心腹逆闷。○甜杏仁不入药。○杏子酸热，有小毒，损人。

乌梅　酸、涩而温，入脾肺血分，涩肠敛肺，止血生津，止渴安蛔涌痰，解毒。○白梅酸、涩、咸、平，功用略同，兼治痰厥喉痹，牙关紧闭，敷痈毒刀箭伤。多食则齿蹉，嚼胡桃肉即解。

木瓜　见肝和。

广皮　辛、苦、温，入脾肺气分，能散能和，能燥能泻。利气调中，消痰快膈，宣通五脏，统治

七六

百病。入和中药留白入疏通，药去白亦名橘红，兼能除寒发表。广产为胜，名广皮，陈者良，名陈皮。〇化州陈皮消伐太峻，不宜轻用。〇橘肉生痰聚饮。

佛手柑 辛、苦、酸温，入肺脾，理气止呕，健脾，治心头痰水气痛，根叶同功。

榧子 甘、涩、平，杀虫消积，多食引火入肺，使大肠受伤。

白果 甘、苦、涩，生食降浊痰，杀虫，熟食敛肺益气，定哮喘，缩小便，止带浊，壅气发疳。小儿多食白果，吐涎沫，不知人。急用白鲞头煎汤灌之，可解。

橄榄 甘、涩、酸、平，清肺开胃，下气利咽喉，生津醒酒，解毒，治鱼骨哽。〇核主治与橄榄同。〇仁甘平润燥。

百合 甘、平、润肺，宁心清热，止嗽，能敛肺气，利二便，止涕泪。

云母 甘、平，

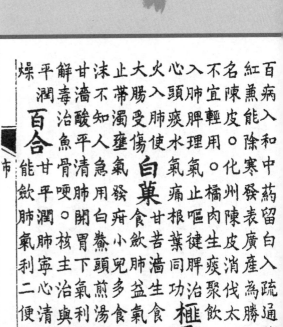

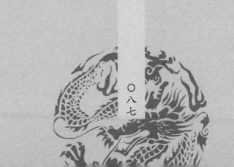

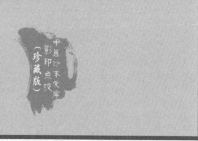

入肺下气，治疟痢痈疽。

白石英　甘、辛、微温，润肺去燥，利小便，实大肠，治肺痿欬逆。

食盐　见肾和。

露水　甘、平，润肺，解暑，止消渴。

僵蚕　咸、辛、平。气味轻浮，入肺、肝、胃，去风化痰，散结行经，能敛相火逆结之痰，及风热为病。○蚕蛹治风，退热除蛔，疗小儿疳疾，猘犬咬者，终身忌食。

五倍子　酸、涩、咸、寒，敛肺降火，生津化痰，止血敛汗。治泄痢下血，散热毒，敛涩之功敏于龙骨、牡蛎。○造酿作饼，名百药煎，功用相同。治上焦心肺，痰嗽热温诸病，尤为相宜。

攻

牵牛子　辛热属火而善走入肺，泻气分湿热，达右肾命门，走精隧，通下焦郁

入肺下气，治疟痢痈疽。

食盐　见肾和。

白石英　甘、辛、微温，润肺去燥，利小便，实大肠，治肺痿欬逆。

露水　甘、平，润肺解暑，止消渴。

僵蚕　咸、辛、平。气味轻浮，入肺、肝、胃，去风化痰，散结行经，能敛相火逆结之痰，及风热为病。○蚕蛹治风，退热除蛔，疗小儿疳疾，猘犬咬者，终身忌食。

五倍子　酸、涩、咸、寒，敛肺降火，生津化痰，止血敛汗。治泄痢下血，散热毒，敛涩之功敏于龙骨、牡蛎。○造酿作饼，名百药煎，功用相同。治上焦心肺，痰嗽热温诸病，尤为相宜。

攻 牵牛子　辛热属火而善走入肺，泻气分湿热，达右肾命门，走精隧，通下焦郁

七八

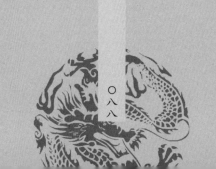

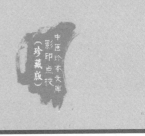

过，及大肠风秘气秘。利大小便，逐水消痰，杀虫。治肿满有黑白二种，黑者力速，名黑丑。

葶苈　辛、苦、大寒，性急力峻，下气破结，行膀胱水，除肺中水气，膹急、通经，利便。有甜苦二种，甜者力稍缓。

南星　见肝攻。

皂角　辛、咸、温。入肺、肝、大肠，性极尖利，通窍搜风，泄热涌痰，除湿去垢，破坚宣滞，散肿消毒。煎服取中段，汤泡。

青皮　见肝攻。

大腹皮　见脾攻。

散

桔梗　苦、辛、平，入肺经气分，兼入心胃，开提气血，表散寒邪，清利头目咽喉，开胸膈滞气，能载诸药上浮，引苦泄峻下之剂至于至高之分，成功。

防风　见膀胱散。

前

峻下之劑至於至高之分成功

散
桔梗　苦辛平入肺經氣分兼入心胃開提氣血能載諸藥上浮引苦泄

大腹皮　攻見脾
滯散風腫消毒煎服
搜風泄熱涌痰除濕去垢破堅宣
二種甜緩　南星　攻見肝　皂角　辛鹹性極尖利通竅
葶藶　辛苦大寒性急力峻下氣膹急通經利便有甜苦

蟲治腫滿有黑白二種黑者力速名黑丑
過及大腸風秘氣秘利大小便逐水消痰殺

清利頭目咽喉開胸膈滯氣　防風　見膀胱散

肺
前

八一
七九

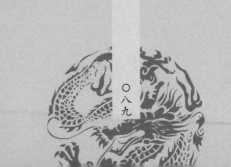

〇八九

胡 见肝散。

升麻 见脾散。

白芷 辛、温，气厚入肺、胃、大肠，通窍发表，除湿热，散风热，治头面诸疾。

香茹 辛、温，主肺解表，清暑利湿，散皮肤蒸热，解心腹凝结。阴暑用之，以发越阳气。阳暑忌用，热服作泻。

薄荷 辛、散、升、浮，体温用凉，发汗能搜肝气而抑肺盛，宣滞解郁，散风热，通关窍。

苏叶 辛、温而香，入气分，兼入血分，利肺下气，发表祛风，宽中利肠，散寒和血。○苏子降气消痰，开郁温中，润心肺，止喘嗽，力倍苏叶。○苏梗顺气安胎，功力和缓。

鸡苏 辛、烈、微温，清肺下气，理血散热。

麻黄 辛、苦、温，肺家专药，入膀胱，兼走大肠心经，发汗解表，去营中寒邪，疏通气血。惟冬月在表，真有寒邪

胡 見肝散

升麻 見脾散

白芷 辛、溫，氣厚入肺、胃、大腸，通竅發表，除濕熱，散風熱，治頭面諸疾

香茹 辛、溫，主肺解表，清暑利濕，散皮膚蒸熱，解心腹凝結。陰暑用之，以發越陽氣。陽暑忌用，熱服作瀉

薄荷 辛、散、升、浮，體溫用涼，發汗能搜肝氣而抑肺盛，宣滯解鬱，散風熱，通關竅

蘇葉 辛、溫而香，入氣分，兼入血分，利肺下氣，發表祛風，寬中利腸，散寒和血。○蘇子降氣消痰，開鬱溫中，潤心肺，止喘嗽，力倍蘇葉。○蘇梗順氣安胎，功力和緩

雞蘇 辛、烈、微溫，清肺下氣，理血散熱

麻黃 辛、苦、溫，肺家專藥，入膀胱，兼走大腸心經，發汗解表，去營中寒邪，疏通氣血。惟冬月在表，真有寒邪

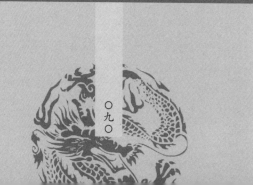

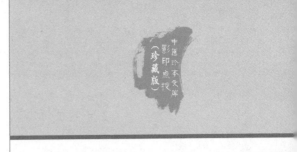

者宜之，否则不可用，去根节，制用。○根节止汗。

水萍　辛、寒，入肺，发汗祛风，行水消肿。其发汗胜于麻黄，不可轻用。

桂枝　辛、甘、温。入肺、膀胱，温经通脉，发汗解肌，调和营卫，使邪从汗出，而汗自止。性能横行手臂，平肝而动血。○桂花辛、温，治牙痛润发。○桂叶洗发去垢。

冰片　见通行散。

辛夷　辛、温，入肺、胃、气分，能助胃中清阳上行，通于头脑，温中解肌，通窍。治九窍风热之病，去外皮毛用。

生姜　见胃散。

白芥子　辛、温，入肺，通行经络，发汗攻寒，温中利气，豁痰。在胁下及皮里膜外者，非此不行，煎太熟则力减。○芥菜子主治略同。○芥菜辛热而散，通肺开胃，利气豁痰，久食发疮，昏

肺

者製用。否則不可用，去根節止汗

桂枝　辛甘温，入肺膀胱，温經通脉，發汗解肌，調和營衛，使邪從汗出而汗自止。性能橫行手臂，平肝而動血。○桂花辛温，治牙痛潤髮。○桂葉洗去垢

冰片　見通行散

辛夷　辛温，入肺胃，氣分，能助胃中清陽上行，通於頭腦，温中解肌，通竅。治九竅風熱之病，去外皮毛用

生姜　見胃散

白芥子　辛温，入肺，通行經絡，發汗攻寒，温中利氣，豁痰。在脅下及皮裡膜外者，非此不行，煎太熱則力減。○芥菜子主治略同。○芥菜辛熱而散，通肺開胃，利氣豁痰，久食發瘡，昏

八一

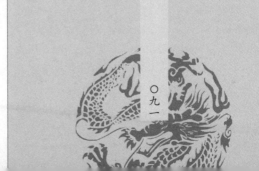

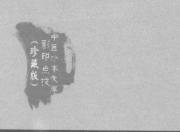

目。

淡豆豉 苦、寒，发汗解肌，泄肺除热，下气调中。炒熟又能止汗。

寒

荠苨 甘、淡、微寒，利肺气，解药毒，亦治疮毒。

川贝母 辛、甘、微寒，泻心火，散肺郁，入肺经气分，润心肺，化燥痰。○象贝母味甘，去风痰。○土贝母大苦，外科治痰毒。

黄芩 见心寒。

知母 见肾寒。

白前 辛、甘、微寒，降气下痰，止嗽，治肺气壅实。

麦冬 见胃寒。

灯心 见心寒。

漏芦 见胃寒。

射干 苦、寒，泻实火，因而散血消肿，能化心脾老血，肝肺积痰，解毒。治喉痹咽痛，虚者忌用。

天冬 甘、苦、大寒，入肺经气分，益水之上源，而下通肾，清金降火，润燥滋阴，消痰止血，杀虫，去肾家湿

目

淡豆豉（寒）苦寒發汗解肌泄肺除熱下氣調中炒熟又能止汗

荠苨（寒）甘淡微寒利肺氣解藥毒亦治瘡毒○土貝母大苦外科治痰毒

川貝母 辛甘微寒瀉心火散肺鬱入肺經氣分潤心肺化燥痰○象貝母味甘去風痰

黃芩 寒見心

知母 寒見腎

白前 辛甘微寒降氣下痰止嗽治肺氣壅實

麥冬 胃寒見

燈心 心寒見

漏蘆 胃寒見

射干 苦寒瀉實

天冬 甘苦

黃芩 寒見心血消腫能化心脾老血肝肺積痰解毒治喉痹咽痛虛者忌用

火因痰而散血消腫能化心脾老血肝肺積痰解毒去腎家濕

大寒入肺經氣分益水之上源而下通腎清金降火潤燥滋陰消痰止血殺蟲去腎家濕

热。治喘嗽骨蒸，一切阴虚有火诸症。

瓜蒌　见三焦寒。

山豆根　见心寒。

马兜铃　苦、辛、寒，清肺热，降肺气，兼清大肠经热，亦通行水。汤剂用之多吐。○根涂肿毒。

牛旁子　见通行寒。

车前子　见膀胱寒。

通草　气寒味淡，入肺胃，引热下行，而又能通气上达，通窍利肺。

马勃　辛、平而散，清肺解热，治喉痹咽痛，外用敷疮，最为稳妥。

石苇　见膀胱寒。

桑皮　甘、辛、寒，泻肺火，散瘀血，下气行水，止嗽清痰。

栀子　见心寒。

地骨皮　甘、淡而寒，降肺中伏火，除肝肾虚火。治肝风头痛，利肠退骨蒸，走里而又走表，善除内热，亦退外潮。凡风寒散而未尽者，用之最宜。

木芙

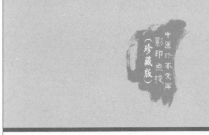

肺

八三

退腸栀牛
外退子兜
潮骨寒鈴
凡蒸見行亦
風走石心而苦
寒裡葦地又辛
散而胱見骨能寒
而又寒膀皮通通
未肝竅行
盡走甘桑利水
者腎淡皮肺湯
用虛而喉甘氣劑
之火寒痺辛降用
最治下咽平肺之
宜肝氣痛而熱多
亦風行外散引吐
木中肺用清胃○
芙伏火敷肺寒根
利頭清瘡解引塗
痛痰最熱熱腫
除火除穩治淡毒

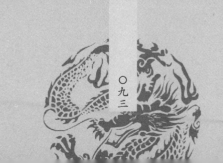

蓉 辛平性滑清肺涼血散熱止痛消腫排膿治一切癰疽

竹茹 見胃寒

枇杷葉 苦平清肺和胃下氣而消痰降火治肺蜜炙治胃姜汁炙刷去毛○蒸取汁名枇杷露功用相同

柿 生柿甘冷潤肺清胃止嗽乾柿甘寒而濇潤肺寧嗽濇腸消宿血○柿霜生津化痰清上焦心肺之熱為尤宜○柿蒂苦溫降氣止呃逆

梨 甘寒微酸涼心潤肺利大小腸降火消痰清喉潤燥兼有消風之妙熟食滋陰

石羔 見胃寒

滑石 見膀胱寒

浮石 鹹寒軟堅潤下入肺止嗽通淋化上焦老痰能消結核

羚羊角 見肝寒

石決明 見肝寒

童便 鹹寒能引肺火下行從膀

蓉 辛、平，性滑，清肺凉血，散热止痛，消肿排脓，治一切痈疽。

竹茹 见胃寒。

枇杷叶 苦、平，清肺和胃，下气而消痰，降火，治肺蜜炙，治胃姜汁炙，刷去毛。〇蒸取汁，名枇杷露，功用相同。

柿 生柿甘、冷，润肺清胃，止嗽；干柿甘、寒而涩，润肺宁嗽，涩肠消宿血。〇柿霜生津化痰，清上焦心肺之热为尤宜。〇柿蒂苦温，降气止呃逆。

梨 甘、寒、微酸，凉心润肺，利大小肠，降火消痰，清喉润燥，兼有消风之妙。熟食滋阴。

石羔（膏） 见胃寒。

滑石 见膀胱寒。

浮石 咸、寒，软坚，润下入肺，止嗽通淋，化上焦老痰，能消结核。

羚羊角 见肝寒。

石决明 见肝寒。

童便 咸、寒，能引肺火下行，从膀

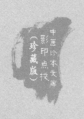

胱出，降火降血甚速。润肺清瘀，虽秽臭败胃，然较之过用寒凉之药，犹不若服此之为胜也。热服或入姜汁，或入韭汁。

热

红豆蔻 见胃热注。

丁香 见胃热。

川椒 辛、大热，入肺、脾、命门，发汗散寒，暖胃燥湿，消食除胀，通血脉，行肢节，补命门火，能下行导火，归元安蛔，最杀劳虫，闭口者杀人。黄土能解其毒，微炒出汗，去黄壳，取红用亦名椒红，中其毒者，用凉水、麻仁浆解之。又解闭口椒毒，用肉桂煎汁饮之，或多饮冷水，或食蒜，或饮地浆水，俱可。○椒目苦，专消水蛊。

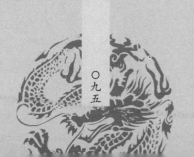

道辛饮解取口命散㷀汁也然胱
消专之红者门寒紅或然较出
水行水用者人暖豆入较之降
蛊又亦下能胃蔻姜之火
解名行燥见汁过降
闭黄导湿胃丁用血
口椒火消注香寒甚
蒜红归食见凉速
或中元除胃之润
饮其安脹川椒药肺
地毒蚘通椒辛犹清
浆用最血辛大不瘀
水肉杀脉大热若虽
俱桂劳行热入服秽
可煎虫肢入肺此臭
○汁闭节肺脾之败
椒饮口补脾命为胃
目之者门命门胜
苦或杀发门发
多人汗发汗
黄去汗

肺

四三

八五

〇九五

足太陰脾

補

黨參 甘平補中益氣和脾胃性味重濁滯而不靈止可調理常病若遇重症斷難恃以為治種類甚多以真潞黨皮寬者為佳

黄芪 見肺補

黄精 見通行補

天生术 甘苦温補脾和中燥濕善補氣亦能生血化胃經痰水有火者宜生用按野术可代真參而真野者極難得○種白术健脾燥濕止可調理脾胃常病

當歸 見肝補

白芍 見肝補

菟絲子 見腎補

益智仁 辛熱本脾葯兼入心腎温燥脾胃濇精固氣補心氣命門之不足又能開發鬱結使氣宣通温中進食攝

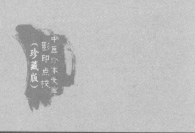

足太阴脾

补

党参 甘、平，补中益气，和脾胃。性味重浊，滞而不灵，止可调理常病。若遇重症，断难恃以为治。种类甚多，以真潞党皮宽者为佳。

黄芪 见肺补。

黄精 见通行补。

天生术 甘、苦、温，补脾和中，燥湿，善补气，亦能生血，化胃经痰水。有火者，宜生用。按野术可代真参，而真野者极难得。○种白术健脾燥湿，止可调理脾胃常病。

当归 见肝补。

白芍 见肝补。

菟丝子 见肾补。

益智仁 辛、热，本脾药，兼入心、肾，温燥脾胃，涩精固气，补心气、命门之不足，又能开发郁结，使气宣通。温中进食，摄

唾涎，缩小便。

熟地 见肾补。

枣仁 见心补。

大枣 见通行补。

龙眼肉 甘、平而润，补心脾，安神。治一切思虑过度，劳伤心脾，及血不归脾诸症。

落花生 见肺补。

芡实 甘、平而涩，补脾固肾，助气涩精，又能解暑热。

白糖 甘、温，补脾缓肝，润肺和中，消痰。治嗽多食，助热损齿，生虫。〇冰糖同。〇沙糖功用与白者相仿，和血则沙糖为优。

甘蔗 甘、平，益气强肾阴，健脾胃。

山药 味甘性涩，补脾肺，清虚热，化痰涎，固肠胃，涩精气。兼能益肾强阴，而助心气。〇零余子甘温，功用强于山药。

韭菜 见肾补。

糯米 甘、温，补脾、肺虚寒，收汗，涩二便，性甚粘滞而难化。

秈

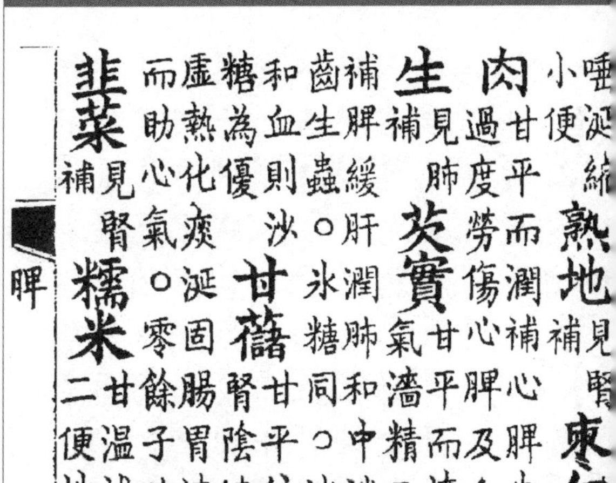

唾涎縮小便 熟地見腎補 棗仁見心補 大棗見通行補 龍眼肉甘平而潤補心脾安神治一切思慮過度勞傷心脾及血不歸脾諸症 落花生見肺補 芡實甘平而濇補脾固腎助氣濇精又能解暑熱 白糖甘溫補脾緩肝潤肺和中消痰治嗽多食助熱損齒生蟲○冰糖同○沙糖功用與白者相仿和血則沙糖為優 甘藷甘平益氣強腎陰健脾胃 山藥味甘性濇補脾肺清虛熱化痰涎固腸胃濇精氣兼能益腎強陰而助心氣○零餘子甘溫功用強於山藥 韭菜見腎補 糯米甘溫補脾肺虛寒收汗濇二便性甚粘滯而難化 秈

脾 四 八七

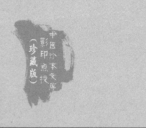

米　甘温和脾，养胃益气，温中除湿。

米仁　见胃补。

扁豆　见胃补。

饴糖　甘、温，益气补中，缓脾润肺，化痰止嗽。

鹭鸶　咸、平，益脾补气，治虚瘦。

牛肉　甘、温，属土补脾，益气安中，止渴。老病自死者，食之损人。○白水牛喉，治反胃肠结。

猪肚　入胃健脾。

狗肉　黄狗益脾，黑狗补肾。酸、咸、温，暖脾益胃，而补腰肾，疗虚寒，助阳事，两肾阴茎尤胜。孕妇食之令子哑。○狗宝结成狗腹中者，攻反胃，理疗疽。○屎中粟米，起痘治噎。○屎中骨，治小儿惊痫。

和

甘草　见通行和。

苍术　苦、温、辛、烈，燥胃强脾，发汗除湿，能升发胃中肠气，止

米仁　米　甘温和脾养胃除湿温中

扁豆　米仁　见胃补

饴糖　扁豆　见胃补

牛肉　饴糖　甘温益气补中缓脾润肺化痰止嗽

猪肚　鹭鸶　咸平益脾补气治虚瘦

牛肉　甘温属土补脾益气安中止渴○老病自死者食之损人○白水牛喉治反胃肠结

猪肚　入胃健脾

狗肉　黄狗益脾黑狗补肾酸咸温暖脾益胃而补腰肾疗虚寒助阳事两肾阴茎尤胜孕妇食之令子哑○狗宝结成狗腹中者攻反胃理疗疽○屎中粟米起痘治噎○屎中骨治小儿惊痫

和

甘草　见通行和

苍术　苦温辛烈燥胃强脾发汗除湿能升发胃中肠气止

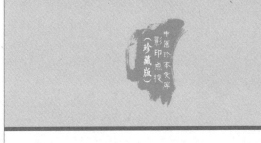

吐泻，逐痰水，辟恶气，解六郁，散风寒湿，治瘘。

泽兰　苦、甘、辛、香，微温而性和缓，入肝、脾、血分而行血，独入血海，攻击稽留，通经破瘀，散郁舒脾。○省头草，气香味辛，性凉，入气分，调气生血，养营利水，除痰，治消渴。经所谓兰除陈者此也。○马兰辛凉，功同泽兰，入阳明血分。

广木香　见三焦和。

砂仁　辛、温、香、燥，和胃醒脾，快气调中，通行结滞，消食醒酒。治痞胀，散浮热，得檀香、豆蔻入肺。得人参、益智入脾。得黄柏、茯苓入肾。得白石脂、赤石脂入大小肠。能润肾燥，引诸药归丹田。肾虚，气不归元，用为向导，最为稳妥。

白豆蔻　见肺和。

藿香　辛、甘、微温，清和芳烈，入脾、肺，快气和中，开胃止呕，去

脾血散血分而行血○省頭草氣香味辛性涼入氣分調氣生血養營利水除痰治消渴經所謂蘭除陳者此也○馬蘭辛涼功同澤蘭入陽明血分

痰血散血分六鬱散風寒濕治瘘氣解

吐瀉逐痰水辟惡氣解

澤蘭　苦甘辛香微溫而性和緩入肝脾

廣木香　見三焦和

砂仁　辛溫香調中香燥和胃醒脾快氣調中通行結滯消食醒酒治痞脹散浮熱得檀香豆蔻入肺得人參益智入脾得黃柏茯苓入腎得白石脂赤石脂入大小腸能潤腎燥引諸藥歸丹田腎虛氣不歸元用為向導最為穩妥

白豆蔻　見肺和

藿香　辛甘微溫清和芳烈入脾肺快氣和中開胃止嘔去

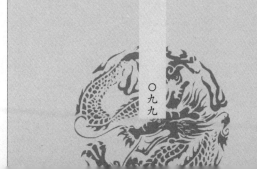

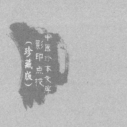

恶气及上中二焦邪滞。

草豆蔻 辛、温，香散，暖胃健脾，祛寒燥湿，辛燥，犯血忌。

延胡索 见肝和。

甘松 甘、温，芳香，理诸气，开脾郁，而善醒脾，治恶气。

半夏 见胃和。

柏子仁 见心和。

白檀香 见肺和。

厚朴 见胃和。

乌药 见肺和。

阿魏 辛、平，入脾胃，消肉积，去臭气，杀虫臭，烈伤胃。西番木脂熬成，今以胡蒜白伪之。

茯苓 甘、淡、平。白者入气分，益脾宁心，渗湿，功专行水，能通心气，于肾入肺，泻热而下通膀胱。○赤茯苓入心、小肠，专利湿热，余与白茯苓同。○茯苓皮专行水。

乌梅 见肺和。

广皮 见肺和。

佛手柑 见肺和。

山查（楂） 酸、甘，

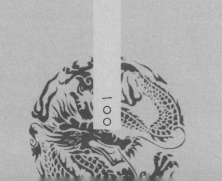

微温，健脾行气，散瘀化痰，消肉积乳积。多食伐气，小者入药。○核化食磨积，治疝催生。

木瓜 见肝和。

荷叶 苦、平，禅助脾胃而升发阳气，能散瘀血，留好血。

煨姜 辛、温，和中止呕，不散不燥，与大枣并用，以行脾胃之津液，而和营卫，最为平妥。

麻仁 甘、平，滑利，缓脾润燥，滑肠。治胃热便难，去壳用。

谷芽 见胃和。

蒸饼 见胃和。

建曲 见胃和。

甘烂水 甘、温。水性本咸而重，若扬之至千万遍，则轻而柔。故能益脾胃，而不助肾气。

九香虫 咸、温，治膈脘滞气，脾肾亏损，壮元阳。

攻

姜黄 苦、辛、温，性烈，入脾、肝，理血中之气，专于破血散结，通经，片子者能入手臂，

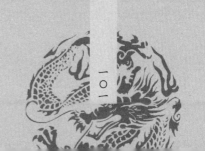

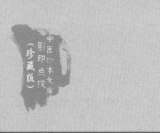

治痹
痛。

草果　辛热，破气除痰，消食化积，制太阴独胜之寒，佐常山截疟，煨熟用仁。

南星　见肝攻。

大黄　见胃攻。

青皮　见肝攻。

大腹皮　辛温，泄肺和脾，下气行水，宽胸通肠，酒洗净，黑豆汤再洗，煨用。○子辛温涩，与槟榔同功，而力稍缓。

麦芽　甘温，能助胃气上行，健脾宽肠，下气消食，化积散结，祛痰，善通乳，亦消肾气，炒用。

红曲　甘温，治脾胃，营血、破血、活血，燥胃消食，陈者良。

散

升麻　甘辛微苦，性升。脾胃引经药，亦入阳明肺、大肠经，而表散风邪，升散火郁，能升阳气于至阴之下，引甘温之药上行。以补卫气之散而实其表，兼缓带脉之缩急，解

一〇二

治痹痛。

草果　辛、热，破气除痰，消食化积，制太阴独胜之寒，佐常山截疟，煨熟用仁。

南星　见肝攻。

大黄　见胃攻。

青皮　见肝攻。

大腹皮　辛、温，泄肺和脾，下气行水，宽胸通肠，酒洗净，黑豆汤再洗，煨用。○子辛、温、涩，与槟（槟）榔同功，而力稍缓。

麦芽　甘、温，能助胃气上行，健脾宽肠，下气消食，化积散结，祛痰，善通乳，亦消肾气，炒用。

红曲　甘、温，治脾胃，营血、破血、活血，燥胃消食，陈者良。

散

升麻　甘、辛、微苦，性升。脾胃引经药，亦入阳明肺，大肠经，而表散风邪，升散火郁，能升阳气于至阴之下，引甘温之药上行。以补卫气之散而实其表，兼缓带脉之缩急，解

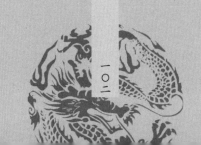

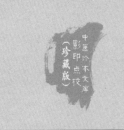

药毒，杀精鬼。○绿升麻治下利。

前胡　见肝散。

防风　见膀胱散。

葛根　见胃散。

冰片　见通行散。

　　　寒

黄连　见心寒。

胡连　见心寒。

黄芩　见心寒。

白茅根　甘、寒，入心、脾、胃，凉血消瘀，除热行水，引火下降。○针能溃脓，酒蒸服，一针溃一孔。○花止血。

白鲜皮　苦、寒，性燥，入脾、胃，兼入膀胱、小肠，除湿热，行水道，治风痹疮癣。

茵陈　见膀胱寒。

射干　见肺寒。

木通　见小肠寒。

竹叶　见心寒。

甘蔗　见胃寒。

冬瓜　甘、寒，泻热益脾，利二便，消水肿，散热毒。○子补肝，明目。凡药中所用瓜子，

一〇三

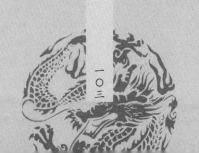

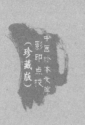

右侧竖排原文

皆冬瓜子也。

（熱）蚺蛇胆　主肝脾之病又能護心止痛

蚺蛇肉極腴美○主治暑同

肉果　見腸胃辛温氣香煖胃理脾澀大腸煨裹去油用

紅豆蔻　見胃

蘄艾　見通行熱

烏頭　即附子之母力稍緩其性輕疏補陽能溫脾逐風治風疾者以此為宜

桂心　入心脾血分辛甘大熱大燥補陽活血能引血化汗化膿為內托瘡疽之用

吳茱萸　見肝熱

川椒　見肺

姜　見通行熱

九四

一〇四

右栏横排

皆冬瓜子也。

蚺蛇胆　苦、甘、寒，凉血明目，疗痄杀虫，主肝、脾之病。又能护心止痛。蚺蛇肉极腴美，主治略同。

热

肉果　辛、温，气香，暖胃理脾，涩大肠，止虚泻，面裹煨去油用。

红豆蔻　见胃热注。

蘄艾　见通行热。

乌头　即附子之母，功用与附子相同，而力稍缓。其性轻疏，能温脾，逐风。治风疾者，以此为宜。

桂心　辛、甘，大热大燥，补阳，入心、脾、血分。活血，能引血，化汗化脓，为内托疮疽之用。

吴茱萸　见肝热。

川椒　见肺热。

干姜　见通行热。

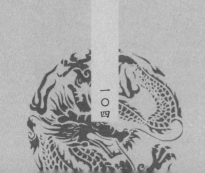

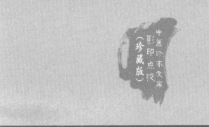

手阳明大肠

补

栗　见肾补。

牛乳　甘、微寒，润肠胃，补虚劳，解热毒。○乳酥力稍逊，宜于血热枯燥之人。

羊乳　补肺肾，润胃脘、大肠之燥。

猪肠　入大肠，治肠风血痔。○油，利肠润燥，散风解毒，杀虫滑产。

阿胶　见肺补。

和

砂仁　见脾和。

连翘　见心和。

土茯苓　甘、淡、平，去阳明湿热，以利筋骨，利小便，止泄泻。治杨梅疮毒，误服轻粉成疾者，服此能去轻粉之毒。

旋覆花　见肺和。

榆白皮　甘、平，滑利，入大小肠、膀胱，利诸窍，渗湿热滑胎，下有形滞物。治

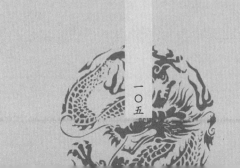

嗽喘不眠。

诃子　见肺和。

杏仁　见肺和。

薤白　辛、苦、温、滑，泄下焦大肠气滞，散血生肌，调中下气，取白用。

罂粟壳　见肺和。

赤石脂　甘、温、酸、涩，体重，固大小肠，直入下焦阴分而固下，收湿止血，催生，下胞衣。为久痢泄澼要药。

禹余粮　甘、平而涩胃。大肠血分重剂。固下，治欬逆下痢，催生。

龙骨　见心和。

攻

大黄　见胃攻。

皂角　见肺攻。

雷丸　苦、寒，入胃、大肠，功专消积杀虫，而能令人阴痿。

桃仁　见肝攻。

元明粉　辛、甘、咸、冷，去胃中实热，荡肠中宿垢，润燥破结。用代芒硝，性稍和缓。

芒硝　辛、咸、苦，大寒、峻下之品，润燥软坚，下泄除热，能

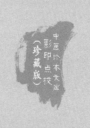

荡涤三焦、肠胃实热，推陈致新。治阳强之病，无坚不破，无热不除。又能消化金石，误用伐下焦真阴。

朴硝　性味功用与芒硝同，而尤为酷涩，性急。芒硝经炼，故稍缓。

散

升麻　见脾散。
秦艽　见肝散。
白芷　见肺散。
麻黄　见肺散。

寒

黄芩　见心寒。
白头翁　苦、寒，入胃、大肠、血分，坚肾凉血，泻热。
漏芦　见胃寒。
鲜生地　见肾寒。
木通　见小肠寒。
山豆根　见心寒。
马兜铃　见肺寒。
蔷薇根　苦、涩而冷，入胃、大肠，除风热湿热，杀虫。○子名营实酸温，主治略同。
槐实　即槐角，苦、寒，纯阴，清肝胆，凉大肠，泻风热。○槐花苦、凉，泻热凉

荡滌三焦腸胃實熱推陳致新治陽強之病無堅不破無熱不除又能消化金石誤用伐下焦真陰

朴硝　性味功用與芒硝同而尤為酷澁性急芒硝經煉故稍緩

散　升麻　見脾散

秦艽　見肝散
白芷　見肺散
麻黄　見肺散

寒　黄芩　見心寒

白頭翁　苦寒入胃大腸血分堅腎涼血瀉熱
漏蘆　見胃寒
鮮生地　見腎寒
木通　見小腸寒
山豆根　見心寒
馬兜鈴　見肺寒
薔薇根　苦澁而冷入胃大腸除風熱濕熱殺蟲○子名營實酸溫主治暑同
槐實　即槐角苦寒純陰清肝膽涼大腸瀉風熱○槐花苦涼瀉熱凉

大腸

九七

一〇七

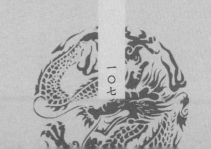

血，功同槐实，陈者良。

川楝根　见肝寒注。

柿　见肺寒。

梨　见肺寒。

热

肉果　见脾热。

荜拨　见胃热。

吴茱萸　见肝热。

石硫黄　酸、毒，大热，补命门真火不足，而又能疏利大肠。暖精壮阳，杀虫疗疮，救危之药。服之多发背疽。○土硫黄辛热腥臭，止入疮药，不堪服食。

足阳明胃

补

党参　见脾补。

黄精　见通行补。

黄芪　见肺补。

天生术　见脾补。

益智仁　见脾补。

甘薯　见脾补。

韭菜　见肾补。

米仁　甘、淡，

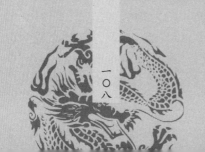

一〇八

微寒，而力和缓，益胃健脾，渗湿行水，清肺热，杀蛔。

扁豆 甘、平，中和，轻清缓补，调脾和胃，通利三焦，降浊升清，除湿，能消脾胃之暑。专治中宫之病，炒则微温，多食壅气。○叶治霍乱吐泻。

籼米 见脾补。

燕窝 见肺补。

野鸭 甘、凉，补中益气，平胃消食，大益病人。治热毒，疗疮疖，能杀脏腹虫。

牛乳 见大肠补。

羊乳 见大肠补。

猪肚 见脾补。

和

甘草 见通行和。

苍术 见脾和。

三七 甘、苦，微温，散瘀定痛，能损新血。治吐衄痛肿，金疮杖疮，大抵阳明、厥阴、血分之药。

马兰 见脾和注。

砂仁 见脾

渗濕行水清肺熱殺蚘

微寒而力和緩益胃健脾

扁豆 甘平中和輕清緩補調脾和胃通利三焦降濁升清除濕能消脾胃之暑○葉治霍亂吐瀉專治中宮之病炒則微溫多食壅氣

籼米 見脾補

燕窩 見肺補

野鴨 甘涼補中益氣平胃消食大益病人治熱毒療瘡癤能殺臟腹蟲

牛乳 見大腸補

羊乳 見大腸補

猪肚 見脾補

和

甘草 見通行和

蒼朮 見脾和

三七 甘苦微溫散瘀定痛能損新血治吐衄癰腫金瘡杖瘡大抵陽明厥陰血分之藥

馬蘭 見脾和注

砂仁 見脾

胃

五十

九九

一〇九

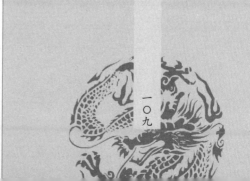

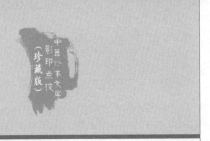

和。

白豆蔻　见肺和。

草豆蔻　见脾和。

半夏　辛、温，体滑，性燥和胃，健脾兼行胆经，发表开郁，下气止呕，除湿痰，利二便，通行水气，以润肾燥，和胃气，而通阴阳。治一切脾湿之症，血家、渴家、汗家慎用。肺燥者，不可误服，须制用，亦有造曲者。

土茯苓　见大肠和。

萆薢　甘、苦、平，入肝、胃，祛风去湿，以固下焦，坚筋骨。凡阳明湿热，流入下焦者，此能去浊分清。有黄白二种，白者良，名粉草薢。

菝葜　主治与草薢、土茯苓略同，似系一类数种也。

石斛　甘、淡、微咸，微寒，清胃中虚热，逐皮肤邪热，虚而有火者宜之。味苦者，名木斛，服之损人。

白米饭草　见肺和。

松子　见肺

和
白豆蔻　見肺和。
草豆蔻　見脾和。
半夏　辛溫，體滑性燥和胃，健脾兼行膽經，發表開鬱，下氣止嘔，除濕痰，利二便，通行水氣，以潤腎燥，和胃氣，而通陰陽。治一切脾濕之症，血家、渴家、汗家慎用。肺燥者，不可誤服，須製用，亦有造麯者。
土茯苓　見大腸和。
萆薢　甘、苦、平，入肝、胃，祛風去濕，以固下焦，堅筋骨。凡陽明濕熱，流入下焦者，此能去濁分清。有黃白二種，白者良，名粉草薢。
菝葜　主治與草薢、土茯苓略同，似係一類數種也。
石斛　甘、淡、微鹹，微寒，清胃中虛熱，逐皮膚邪熱，虛而有火者宜之。味苦者，名木斛，服之損人。
白米飯草　見肺和。
松子　見肺

一〇〇

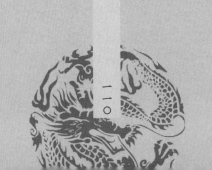

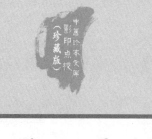

和。

厚朴 苦、辛、温，入脾胃，泻实满，散湿满，平胃调中，消痰化食。破宿血，散风寒，杀脏虫。治一切客寒犯胃，湿气侵脾之症。

白檀香 见肺和。

阿魏 见脾和。

木瓜 见肝和。

荷叶 见脾和。

煨姜 见脾和。

小茴香 辛、平，理气开胃，得盐则入肾，亦治寒疝。〇八角茴香，又名舶茴香，辛、甘、平，功用略同。

麻仁 见脾和。

陈米 甘、淡、平，养胃，去湿热，除烦渴，利小便。

米露 用粳米舂极白，如蒸花露法，蒸取汁，轻清善补。凡胃气极弱，不能进粥饮者，用之最宜。

谷芽 甘、温而性不损元，健脾开胃，消食和中，下气化积，为健脾温中之圣药，炒用。

蒸饼 甘、平和中，养脾胃，消

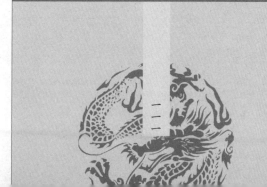

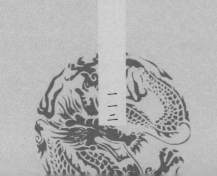

积滞，活血止汗，利三焦，通水道，陈者良。

建曲　甘、平，健脾暖胃，消食下气，化滞调中，逐痰积，破癥瘕，除湿热，止泻痢。

面神曲　辛、甘、温，开胃行气，调中化水谷，消积滞，治痰逆目痛。

禹余粮　见大肠和。

炉甘石　甘、温，胃经药，燥湿止血，消肿祛痰，金银之苗也。金能胜木，故为木疾之要药，制用。

甘烂水　见脾和。

刺猬皮　苦、平，开胃气，治胃逆，凉血。○肉甘、平，理胃气，治反胃。○脂滴耳聋。○胆点痘后风眼。

僵蚕　见肺和。

攻

大黄　大苦大寒，入脾、胃、肝、心包、大肠、血分，其性沉而不浮，其用走而不守，用以

荡涤肠胃，下燥结而除瘀热，能推陈致新。治一切实热，血中伏火，峻利猛烈，非六脉沉实者勿用。病在气分，而用之，为诛伐无过，制熟稍缓，酒浸亦能上行，除邪热。

王不留行　见奇经攻。

雷丸　见大肠攻。

甜瓜蒂　苦、寒，胃经吐药，能吐风热痰涎，上膈宿食，亦治湿热诸病。〇甜瓜性冷解暑而损阳。凡瓜皆冷利，早青尤甚。

麦芽　见脾攻。

红曲　见脾攻。

元明粉　见大肠攻。

芒硝　见大肠攻。

朴硝　见大肠攻。

穿山甲　见通行攻。

散

桔梗　见肺散。

升麻　见脾散。

秦艽　见肝散。

防风　见膀胱散。

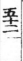
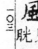

胃

至二

一〇三

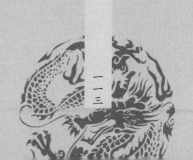

一一三

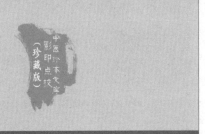

白芷　见肺散。

葛根　辛、甘、平，入胃兼入脾，能升胃气上行，入肺而生津，止渴发汗，解肌散火郁，解酒毒、药毒。治清气下陷泄泻，伤寒疟痢，太阳初病勿用，恐引邪入阳明也。升散太过，上盛下虚者慎之。○葛花解酒毒尤良。○生葛汁大寒，解温病大热，治吐血衄。

辛夷　见肺散。

生姜　辛、温，行阳分，宣肺气，畅胃口，散寒发表，解郁调中，开痰下食，能散逆气，为呕家圣药。又能消水气，行血痹，辟瘴气。○姜汁辛温而润，开痰尤良。○姜皮辛、凉，和脾行水。

寒

知母　见肾寒。

白茅根　见脾寒。

白头翁　见大肠寒。

白鲜

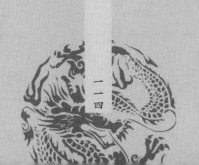

一一四

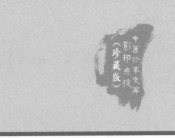

皮　见脾寒。

白微　见奇经寒。

麦冬　甘、微苦、微寒，润肺清心，胃经正药。泻热生津，化痰止呕，治嗽行水。

漏芦　苦、咸、寒，入胃、大肠，通肺、小肠，泻热解毒通经，下乳杀虫，疗疮。

茵陈　见膀胱寒。

大青　苦、咸，大寒，专解心胃热毒。治伤寒时疾，阳毒取茎叶用。

鲜生地　见肾寒。

芦根　甘、寒，和胃降火，止呕，清上焦热，用逆水者。○芦笋解鱼蟹河豚毒。

花粉　酸、甘、微苦、微寒。降火润燥，滑痰生津，解渴行水。治胃热、膀胱热，疗疮毒，虚热者宜之。

通草　见肺寒。

蔷薇根　见大肠寒。

栀子　见心寒。

竹茹　甘、微寒，开胃郁，清肺燥，凉血，除上焦烦热，兼清肝火，凉胎气。

笋

皮　見脾寒。

白微　經見奇寒。

麥冬　甘微苦微寒心胃經正藥潤肺清心胃經正藥瀉熱生津化痰止嘔治嗽行水

漏蘆　苦鹹寒入胃大腸通肺小腸瀉熱解毒通經下乳殺蟲療瘡

茵陳　見膀胱寒

大青　苦鹹大寒專解心胃熱毒治傷寒時疾陽毒取莖葉用

鮮生地　見腎寒

蘆根　甘微苦微寒和胃降火止嘔清上焦熱用逆水者○蘆筍解魚蟹河豚毒

花粉　酸甘微苦微寒降火潤燥滑痰生津解渴行水治胃熱膀胱熱療瘡毒虛熱者宜之

通草　見肺寒

薔薇根　見大腸寒

栀子　見心寒

竹茹　甘微寒開胃鬱清肺燥涼血除上焦煩熱清肝火涼胎氣

筍

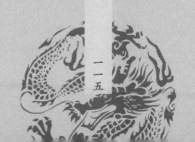

甘、微寒，利膈下氣，化熱爽胃，消痰而能損元。枇杷葉見肺寒。石蓮子見心寒。甘蔗 甘、微寒，能令胃氣下行，利二便。柿見肺寒。蒲公英 苦、甘、寒，入腎陽明經，瀉熱化毒。專治乳癰疔毒，亦為通淋妙品。大豆黃卷 甘、平，除胃中積熱，消水病脹滿，破惡血，療濕痹。石羔 甘、辛、淡降，體重氣輕，胃經大寒之藥，兼入肺、三焦、氣分，清熱降火，發汗解肌，緩脾止渴，發斑疹，亦止中暑自汗。先煎。犀角 苦、酸、鹹、寒。清胃中大熱，涼心瀉肝，祛風利痰，解毒療血。治驚狂斑疹諸症，能消胎氣。角尖尤勝，磨汁用。蟾蜍 辛、涼、微毒，入胃退虛熱，行濕氣，治蟲蠱癰

甘、微寒，利膈下气，化热爽胃，消痰而能损元。

枇杷叶 见肺寒。

石莲子 见心寒。

甘蔗 甘、微寒，和中助脾，除热润燥，消痰，能令胃气下行，利二便。

柿 见肺寒。

蒲公英 苦、甘、寒，入肾阳明经，泻热化毒。专治乳痈疔毒，亦为通淋妙品。

大豆黄卷 甘、平，除胃中积热，消水病胀满，破恶血，疗湿痹。

石羔（膏） 甘、辛、淡降，体重气轻，胃经大寒之药，兼入肺、三焦、气分，清热降火，发汗解肌，缓脾止渴，发斑疹，亦止中暑自汗。先煎。

犀角 苦、酸、咸、寒。清胃中大热，凉心泻肝，祛风利痰，解毒疗血。治惊狂斑疹诸症，能消胎气。角尖尤胜，磨汁用。

蟾蜍 辛、凉、微毒，入胃退虚热，行湿气，治虫蛊痛

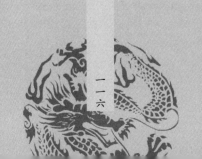

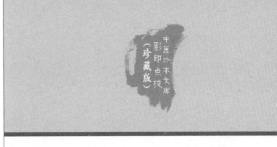

疽，疗痈。○蟾酥辛温有毒，治疗毒诸痈，能烂人肌肉。

人中黄 甘、寒，入胃大解五脏实热，清痰火，消食积。甘草经粪浸者，或用皂荚。

金汁 与人中黄同而更胜。

热

肉果 见脾热。

荜拨 辛、热，除胃冷，祛痰，散阳明浮热，亦入大肠经。治泻痢，散气动火。

良姜 辛、热，暖胃散寒，下气止痛。○子，温肺醒脾，能散寒燥湿。

白附子 辛、甘、大热，纯阳，阳明经药，能引药势上行。治面上百病，祛风痰痹湿，此药无复真者。

丁香 辛、温，纯阳而燥，泄肺温胃，大能疗肾，壮阳事。治胃冷，呕逆症，非虚寒勿用。

炮姜 见通行热。

大茴香 见命门热。

钟乳 甘、温，胃经气分药，补阳利窍，其气慓

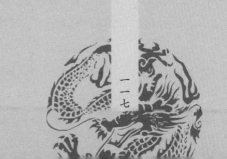

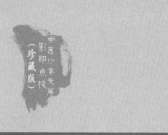

悍，能令阳气暴充。惟命门火衰者，可暂用之。

手少阳三焦

补

炙甘草　见通行和注。

黄芪　见肺补。

蛇床子　辛、苦、温，强阳补肾，散寒祛风，燥湿杀虫。治男妇前阴诸疾，及子脏虚寒，疮癣风湿之病，为肾命三焦气分之药。

胡桃　见肺补。

扁豆　见胃补。

秋石　见肾补。

和

广木香　辛、苦、温，三焦气分之药，能升降诸气，泄肺气，疏肝气，和脾气。治冲脉为病，及一切气病、心疼，香燥恐动火邪。

香附　见通行和。

白豆蔻　见肺和。

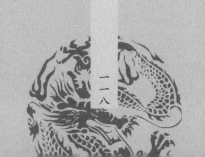

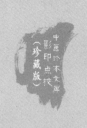

藿香　见脾和。

连翘　见心和。

萆薢　见胃和。

杏仁　见肺和。

枇杷　甘、酸、平，止渴，利肺气。治上焦热，多食发痰热伤脾。

藕　生用甘寒，凉血散瘀，治上焦痰热。煮熟甘平补益。藕节涩平，止血消瘀，解热毒。

薤白　见大肠和。

蒸饼　见胃和。

百药煎　见肺和注。

攻

牵牛子　见肺攻。

防己　见通行攻。

蜀漆　即常山茎叶。常山辛、苦、寒，性猛烈，引吐行水，祛痰饮，截疟。蜀漆功用与常山同，而性轻扬，能散上焦之邪结。

青皮　见肝攻。

芒硝　见大肠攻。

朴硝　见大肠攻。

蓬砂　甘、咸、凉，除上焦胸膈

藿香見脾和　連翹見心　萆薢見胃　杏仁見肺　枇杷甘酸平止渴利肺氣治上焦熱多食發痰熱傷脾補益○藕生用甘寒凉血散瘀治上　薤白見大　蒸餅見胃　百藥煎見肺和注

攻　牽牛子見肺　防己見通行攻　蜀漆即常山莖葉常山辛苦寒性猛烈引吐行水祛痰飲截瘧蜀漆功用與常山同而性輕揚能散上焦之邪結　青皮見肝　芒硝見大　朴硝見大　蓬砂甘鹹凉除上焦胸膈

三焦

一〇九

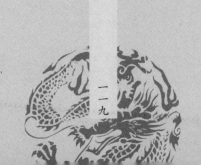

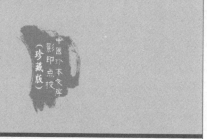

左栏（原书影印，繁体竖排）：

痰熱，柔五金，去垢膩。治喉痹，口齒諸病。

散

防風　見膀胱散。

寒

地榆　苦、酸、微寒，性澀，入下焦，除血熱，而止血，炒黑用。○梢行血。

黄連　見心寒。

胡連　見心寒。

黄芩　見心寒。

知母　見腎寒。

龍膽草　見肝寒。

青黛　見通行寒。

蘆根　見胃寒。

瓜蔞　甘、苦、寒，潤肺，清上焦之火，使熱痰下降。又能荡滌胸中鬱熱、垢膩，理嗽治痢，止渴止血，滑腸。○近多用仁，名蔞仁，雖取油潤，嫌煩濁膩爾。

木通　見小腸寒。

栀子　見心寒。

竹茹　見胃寒。

竹葉

右栏（简体排印）：

痰热，柔五金，去垢腻。治喉痹，口齿诸病。

散

防风　见膀胱散。

寒

地榆　苦、酸、微寒，性涩，入下焦，除血热，而止血，炒黑用。○梢行血。

黄连　见心寒。

胡连　见心寒。

黄芩　见心寒。

知母　见肾寒。

龙胆草　见肝寒。

青黛　见通行寒。

芦根　见胃寒。

瓜蒌　甘、苦、寒，润肺，清上焦之火，使热痰下降。又能荡涤胸中郁热、垢腻，理嗽治痢，止渴止血，滑肠。○近多用仁，名蒌仁，虽取油润，嫌烦浊腻尔。

木通　见小肠寒。

栀子见心寒。

竹茹　见胃寒。

竹叶

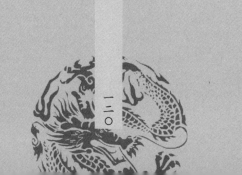

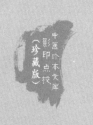

见心寒。

天精草　苦、甘、凉，清上焦心肺之客热。

石花菜　甘、咸，大寒而滑，去上焦浮热，发下部虚寒。

石羔（膏）　见胃寒。

滑石　见膀胱寒。

浮石　见肺寒。

足少阳胆

补

枣仁　甘、润，生用酸平，专补肝胆。炒熟酸温而香，亦能醒脾敛汗，宁心，疗胆虚不眠。肝胆有邪热者勿用。

和

川芎　辛、温，升浮，入心包、肝，为胆之引经，乃血中气药，升阳开郁，润肝燥，补肝虚，上行头目，下行血海，和血行气，搜风散瘀。调经疗疮，治一切风木为病。

青蒿　见肝

散瘀上行调经疗瘡治一切風木為病

和川芎辛温升浮入心包肝為膽之引經乃血中氣藥升陽開鬱潤肝燥補肝虛上行頭目下行血海和血行氣搜風

眠

熱者肝膽有邪勿用

補枣仁甘潤生用酸平專補肝膽炒熟酸溫而香亦能醒脾斂汗寧心療膽虛不

足少陽膽

見胃寒

去下部虛寒石羔

寒見心天精草苦甘涼清上焦心肺之客熱

膀胱寒滑石見

浮石見肺寒

石花菜甘鹹大而滑

青蒿肝見

膽

一二三

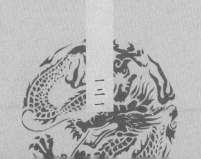

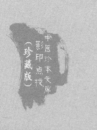

和。

　连翘　见心和。

　半夏　见胃和。

　郁李仁　辛、苦、甘、平，性降，下气行水，补血润燥，得酒则入胆，去皮尖治标之品，津液不足者慎用。

　胆矾　酸、涩、辛、寒，入胆经，性敛而能上行，吐风热痰涎，敛欬逆而散风木相火，杀虫。

攻

　青皮　见肝攻。

散

　秦艽　见肝散。

　前胡　见肝散。

　柴胡　苦、微寒，胆经表药，能升阳气下陷，引清气上行，而平少阳厥阴之邪热，宣畅气血，解郁调经。能发表，最能和里，亦治热入血室，散十二经疮疽病。在太阳者服之，则引贼入门。病入阴经者服之，则重虚其表，用宜

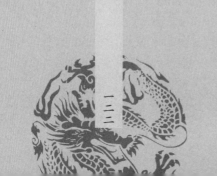

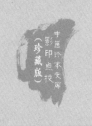

详慎。○银柴胡专治骨蒸劳热，小儿五疳。

寒

苦参　见肾寒。

黄芩　见心寒。

龙胆草　见肝寒。

槐实　见大肠寒。

桑叶　苦、甘而凉，滋燥凉血，止血去风，清泄少阳之气热。

猪胆汁　见心寒。

手厥阴心包

补

丹参　见心补。

生地　见肾补。

和

川芎　见胆和。

郁金　见肺和。

延胡索　见肝和。

连翘　见心

詳慎。○銀柴胡專治骨蒸勞熱，小兒五疳。

寒　苦參　寒　見腎

黃芩　寒　見心

龍膽草　寒　見肝

槐實　見大

腸　桑葉　去風清泄少陽之氣熱

猪膽汁　心見

手厥陰心包

補　丹參　補　見心

生地　補　見腎

和　川芎　和　見膽

鬱金　和　見肺

延胡索　和　見肝

連翹　心見

五七

一二三

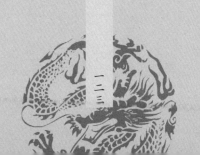

和。

益母草　辛、微苦、微寒。入心包、肝，消水行血，去瘀生新，解毒利二便，辛散滑利，并不补益。○茺蔚子活血调经，明目，行中有补，血滞血热者宜之。

蒲黄　甘、平，入心包、肝，经血分。生用性滑，行血消瘀，祛心腹膀胱之热，疗疮肿。炒黑，性涩止血。

攻

大黄　见胃攻。

茜草　酸、咸、温，入心包、肝，行血通滞，无瘀者慎用。

紫葳花　甘、酸、寒。入心包、肝，破血去瘀，能去血中伏火，治血热生风之症。

寒

紫草　见肝寒。

丹皮　见肝寒。

木通　见小肠寒。

川楝子　见肝寒。

败酱　即苦菜，苦、咸、微寒，入心包、肾，主暴热火疮，疥痔。除痈肿结热，风痹，为治肠

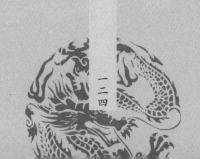

一二四

益母草　辛、微苦、微寒。入心包、肝。消水行血，去瘀生新，解毒利二便，辛散滑利，并不补益。○茺蔚子活血调经，明目，行中有补，血滞血热者宜之。蒲黄　甘、平，入心包、肝，经血分。生用性滑，行血消瘀，祛心腹膀胱之热，疗疮肿。炒黑，性涩止血。紫葳

（攻）大黄　攻，见胃。茜草　酸、咸、温，入心包、肝，行血通滞，无瘀者慎用。紫

（寒）紫草　见肝。丹皮　见肝。木通　见小肠。川楝子　见肝

（寒）败酱　即苦菜，苦、咸、微寒，入心包、肾，主暴热火疮，疥痔，除痈肿结热，风痹，为治肠

痛之上药。

代赭石　见肝寒。

热

破故纸　见命门热。

足厥阴肝

补

当归　辛、甘、苦、温、入心、肝、脾，治冲脉、带脉为病，为血中气药。血滞能通，血虚能补，血枯能润，血乱能抚，使气血各有所归。散内寒，补不足，去瘀生新，润燥滑肠。治上用头，治中用身，治下用尾，统治全用。辛气太甚，熬膏则去其辛散之气，专取润补之力。虚弱畏辛气者，用之大妙。○归须力薄，其气不升，且能宣络，不似归身之辛温上升也。

白芍

瘡之上藥代赭石　見肝寒

（熱）破故紙　見命門熱

足厥陰肝

（補）當歸　辛甘苦溫入心肝脾治衝脉帶脉為血中氣藥血滯能通血虛能補血枯能潤血亂能撫使氣血各有所歸散內寒補不足去瘀生新潤燥滑腸治上用頭治中用身治下用尾統治全用辛氣太甚熬膏則去其辛散之氣專取潤補之力虛弱畏辛氣者用之大妙○歸須力薄其氣不升且能宣絡不似歸身之辛溫上升也

白芍

心包　巽

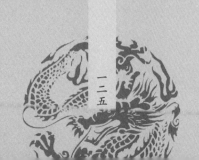

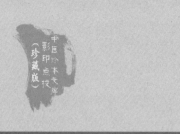

苦、酸、微寒。入肝、脾、血分，为肺之行經藥。瀉肝火，和血脈，收陰氣，斂逆氣，緩中退熱，其收降之性又能入血。海治一切血病，脾熱易饑。○赤芍瀉肝火，散惡血，利小腸。白補而斂，赤攻而瀉。白益脾，能於土中瀉木，赤散邪通行血中之滯。

金毛狗脊　苦甘溫，堅腎滋肝，益血養氣，能除風寒濕。

淫羊藿　貝命門補。

熟地　貝腎補。

生地　貝腎補。

枸杞子　甘微溫，滋補肝腎而潤，生精助陽，去風明目，利大小腸。

續斷　苦辛微溫，補肝腎，通血脈，理筋骨，暖子宮，縮小便，止遺泄，破瘀血，治金瘡折跌，補而不滯，行而不洩。

何首烏　苦甘溫，補益肝腎，澀精氣，養血化虛痰，烏鬚髮，消癰腫，療瘧痢。

一二六

苦、酸、微寒。入肝、脾、血分，为肺之行经药。泻肝火，和血脉，收阴气，敛逆气，缓中退热，其收降之性又能入血。海治一切血病，脾热易饥。○赤芍泻肝火，散恶血，利小肠。白补而敛，赤攻而泻。白益脾，能于土中泻木，赤散邪通行血中之滞。

金毛狗脊　苦、甘、温，坚肾滋肝，益血养气，能除风、寒、湿。

淫羊藿　贝命门补。

熟地　贝肾补。

土地　贝肾补。

枸杞子　甘、微温，滋补肝肾而润，生精助阳，去风明目，利大小肠。

续断　苦、辛、微温。补肝肾，通血脉，理筋骨，暖子宫，缩小便，止遗泄，破瘀血。治金疮折跌，补而不滞，行而不泄。

何首乌　苦、甘、温。补益肝肾，涩精气，养血化虚痰，乌须发，消痈肿，疗疟痢。

补阴而不滞不寒，强阳而不燥不热，为调和气血之圣药，久服延年，制用。

菟丝子　见肾补。

覆盆子　甘、酸，温而性固涩，补益肝肾，固精明目。起阳痿，缩小便，强肾无燥热之偏，固精无凝滞之害。○叶绞汁，治目弦虫，除肤赤。

枣仁　见胆补。

杜仲　甘、温、微辛，入肝经气分，润肝燥，补肝虚。又兼补肾，能使筋骨相着，补腰膝。

萸肉　见肾补。

白糖　见脾补。

韭子　见肾补。

冬瓜子　见脾寒注。

胡麻　甘、平，补肝肾，填精髓，润五脏，凉血益血，疗风解毒，滑肠。

【按】胡麻有四棱、六棱、七八棱之别，因地土肥瘠而然，八棱者，名臣胜子，旧说胡麻，即脂麻，"脂"俗作"芝"，而近时名家方论胡麻与黑

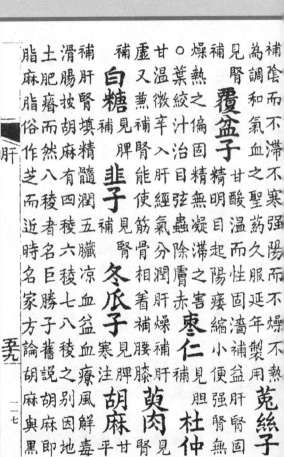

一七

二七

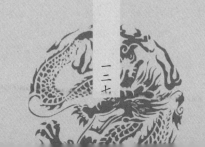

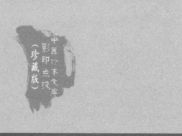

芝麻往往并用，则明是二物矣。

○芝麻功用略同，皮肉俱黑，徽州产者良。○麻油凉血生肌，滑胎疗疮。○亚麻即壁虱胡麻，甘、微温，气恶不堪食，治大风疮癣。

鸡　甘、温，属木，补虚温中，动风，煮汁性滑而濡。○乌骨鸡甘、平，属水，能益肝肾，退热补虚，治肝肾血分之病。○雄鸡冠血治中恶惊忤，涂口眼歪斜，用老者。○鸡蛋甘、平，补益气血，散热，止嗽痢。哺鸡蛋壳敷疮毒。○蛋内白皮，治久咳结气。○鸡屎白，微寒下气，消积，通利大小便，治虫胀米癥。

牛筋　补肝强筋，益气力，续绝伤。

羊肝　青色者，补肝明目。○胆苦、寒，点目良。

阿胶　见肺补。

桑螵蛸　见肾补。

鳖甲　咸、寒，属阴，入肝补阴，除热散结，

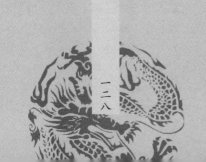

软坚。治肝经血分之病，为疟家要药。○鳖肉凉血补阴，治疟痢，忌苋菜，勿同食。

吐铁　甘、酸、咸、寒，补肝肾，益精髓。

和

三七　见胃和。

川芎　见胆和。

泽兰　见脾和。

郁金　见肺和。

广木香　见三焦和。

延胡索　辛、苦、温，入肺、脾、心包、肝，能行血中气滞，气中血滞，活血利气，治诸痛。生用破血，酒炒调血。

青蒿　苦、寒、芬芳，入肝、胆、血分，除骨髓蒸热，阴分伏热，清暑解秽，明目，治鬼疟用子。

玫瑰花　气味甘平，香而不散，肝病用之多效，蒸露尤佳。

牛膝　见肾和。

甘菊花　甘、苦、微寒，能益肺肾，以制心火，而平

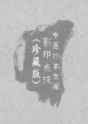

软坚治肝经血分之病为疟家要药。鳖肉凉血补阴治疟痢忌苋菜勿同食。吐鉄

肝　甘酸咸　肾　益精髓

（和）三七　见胃和

川芎　见胆

泽兰　见脾

郁金　见肺

廣木香　见三焦和

三七焦见三和

延胡索　辛苦温入肺脾心包中血分滞气中血行

青蒿　苦寒芬芳入肝胆血分除骨髓蒸热

玫瑰花　气味甘不散肝病用之香平

甘菊花　甘苦微寒肝能益肺肾以制心火而平

牛膝　见肾和

一二九

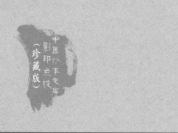

肝木祛风除热，明目散湿痹。花小味苦者，名苦薏，非真菊也。

益母草　见心包和。
萆薢　见胃和。
菝葜　见胃和。
钩藤　甘、微苦、微寒，除心热，主肝风相火之病，风静火息，则惊痫眩晕斑疹诸症自平。祛风而不燥，中和之品，久煎则无力。
蒲黄　见心包和。
白蒺藜　辛、苦、温，散肝风而泻肺气，胜湿凉血破血。炒熟去刺，亦能补阴。
夏枯草　辛、苦、微寒，散肝经之郁火，解内热，攻结气，消瘿。治目珠夜痛，久服伤胃。
木蝴蝶　治肝气，诸书不载，近多用之。盖取木喜疏散，蝴蝶善动之意尔。
柏子仁　见心和。
沉香　见命门和。
五加皮　辛、苦、温，顺气化痰，坚肾益精，养肝祛

一三○

肝木，祛风除热，明目散湿痹。花小味苦，得名苦薏，非真菊也。

益母草　见心包和。

萆薢　见胃和。

菝葜　见胃和。

钩藤　甘、微苦、微寒，除心热，主肝风相火之病，风静火息，则惊痫眩晕斑疹诸症自平。祛风而不燥，中和之品，久煎则无力。

蒲黄　见心包和。

白蒺藜　辛、苦、温，散肝风而泻肺气，胜湿凉血，破血。炒熟去刺，亦能补阴。

夏枯草　辛、苦、微寒，散肝经之郁火，解内热，攻结气，消瘿。治目珠夜痛，久服伤胃。

木蝴蝶　治肝气，诸书不载，近多用之。盖取木喜疏散，蝴蝶善动之意尔。

柏子仁　见心和。

沉香　见命门和。

五加皮　辛、苦、温，顺气化痰，坚肾益精，养肝祛

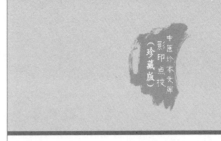

风，胜湿，逐皮肤瘀血，疗筋骨拘挛，有火者勿服。

血竭 见心和。

琥珀 甘、平，入心、肝、血分，又能上行，使肺气下降而通膀胱。从镇坠药则安心神，从辛温药则破血生肌，从淡渗药则利窍行水，治目疾。

橘叶 行肝气，治痈散毒，绞汁饮。

木瓜 酸涩而温，和脾理胃，敛肺伐肝，化食止渴。调营卫，利筋骨，去湿热，消水胀。气脱能收，气滞能和。酸收太甚，多食病癃闭。

荠菜 见通行和。

金 见心和。

银 见心和。

铁 辛、平，镇心平肝，定惊疗狂，解毒。○铁屑、铁精、铁锈、铁华，大抵皆借金气，以平木坠下，无他义也。○针砂消水肿，散瘿瘤。

铜绿 酸、平，吐风痰，去风热，止金疮血，杀虫疗痔，损血，色青入肝，

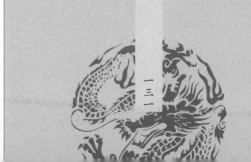

左頁（影印原文，直排）：

專主東方之病
紫石英　見奇經和
青盐　見腎和
絳礬　入血分，能伐肝木而燥脾濕
五靈脂　甘溫純陰，氣味臊惡，入肝經血分，通利血脉。生用散血，炒用止血，除風殺蟲，化痰消積，治氣血諸痛一切血病。北地有烏，名號寒蟲，此其屎也。酒飛，去砂石用
豬肝　入肝，諸血藥中用之以為向導則可，若作膳常食，有損無益
僵蚕　見肺和
烏賊骨　鹹溫，入肝腎血分，通血脉，祛寒濕，治血枯，澁瀉痢。○墨魚肉酸平，益氣通經
龍骨　見心和
龍齒　澁平，屬木，主肝鎮心，安魂，治驚痫癲疾
髮　苦平，入肝腎，兼能去心窍之血，補陰凉血，消瘀，治諸血病及驚痫，皂角水洗煅

一三三

一三二

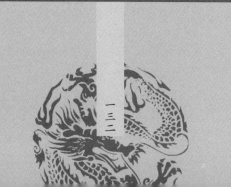

右頁（簡體釋文）：

专主东方之病。

紫石英　见奇经和。

青盐　见肾和。

绛矾　入血分，能伐肝木而燥脾湿。

五灵脂　甘、温，纯阴，气味臊恶，入肝经血分，通利血脉。生用散血，炒用止血。除风杀虫，化痰消积。治气血诸痛一切血病。北地有鸟，名号寒虫，此其屎也。酒飞，去砂石用。

猪肝　入肝，诸血药中用之以为向导则可，若作膳，常食有损无益。

僵蚕　见肺和。

乌贼骨　咸、温，入肝肾血分，通血脉，祛寒湿，治血枯，涩泻痢。○墨鱼肉酸、平，益气通经。

龙骨　见心和。

龙齿　涩、平，属木，主肝镇心，安魂，治惊痫癫疾。

发　苦、平，入肝肾，兼能去心窍之血，补阴凉血，消瘀。治诸血病及惊痫，皂角水洗煅

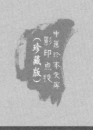

胎发尤良，能补衰涸。

攻

莪术 辛、苦、温，主一切气，能通肝经，聚血破血，行气攻积，通经。

三棱 苦、平，力峻，入肝经血分，破血中之气，散一切血瘀气结，消坚积。

姜黄 见脾攻。

红花 辛、甘、苦、温，入肝经，破瘀活血，润燥消肿，过用能使血行不止。○胭脂，活血解痘毒。○绛纬略得红花之力，可以养血，而又借蚕丝以行经络，虚而血滞者，用之最宜。

南星 辛、苦、温、燥，入肝、脾、肺，治风散血，胜湿除风痰，性紧毒而不守，能攻积，拔肿堕胎。得防风则不麻，制用。○胆星用黄牛胆汁，和南星末，入胆中风干，功用同。

大戟 见通行攻。

大黄

肝

製毒溫絲暑能辛氣力 攻 能胎
南星末○不入胆星能攻黄牛胆汁和得防則不麻 製用○胆星用黄牛胆汁和得防則不麻行攻 大黄 使紅花行之止血行不散血滞者用之最宜 绛纬苦紧南星苦辛绛纬 莪术聚血破血行氣攻積之中之破血中之破血中散消堅積 姜黄 攻見脾 三稜 平苦 紅花 辛补衰涸良

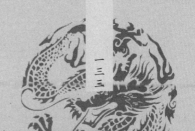

一三三

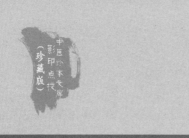

见胃攻。

茜草　见心包攻。

紫葳花　见心包攻。

皂角　见肺攻。

桃仁　苦、平，微甘，缓肝气，泄血滞，通大肠血秘。治血燥经闭，热入血室，无瘀慎用。泡去皮尖，炒研，桃花苦、平，专于攻决，下水除痰，消积聚，利二便，疗疯狂，千叶者勿用。○桃叶苦、平，杀虫发汗。○桃子辛、酸、甘、热，微毒。多食有热，生痈疖，有损无益。○桃枭苦、微温，辟邪。

青皮　辛、苦、温，沉降气烈，入肝胆气分，疏肝泻肺，破积消痰，最能发汗。引诸药至厥阴之分，兼入脾，下饮食。

雄黄　辛、温，独入厥阴气分，搜肝气，攻肝风，能化血为水，燥湿杀虫，解百毒。○雌黄功用略同。○薰黄最劣，不可用。

礞石　甘、咸，重坠，入肝能平肝，下气，为治顽

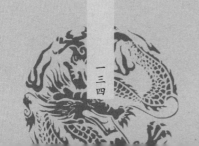

一三四

痰结癖之神药，制用。

花蕊石 酸、涩、平，专入肝经血分，能化瘀血为水，下死胎，止金疮出血。

夜明砂 辛、寒，肝经血分药，活血攻血，消积明目。

䗪虫 见通行攻。

蜈蚣 辛、温，有毒，入肝，善走能散，去风杀虫。治脐风惊痫，蛇癥。

蝎 甘、辛，有毒，属木，去风。治诸风眩掉，一切厥阴风木之病，去足焙用。○蝎梢，蝎之尾也，功用相同，其力尤紧。

穿山甲 见通行攻。

散

天麻 辛、温，入肝经气分，通血脉，疏痰气，治诸风掉眩，煨用。

秦艽 苦、辛，燥湿散风，活血，去肠胃湿热，疏肝胆滞气。治一切湿胜风淫之症。

前胡 辛、甘、苦、寒，畅肺

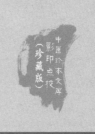

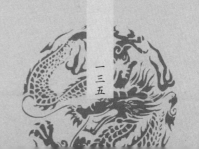

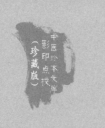

理脾，解膀胱。肝经热邪，性阴而降，功专下气，气下则火降而痰消，能除实热，专治肝胆经风痰。

柴胡　见胆散。

羌活　见膀胱散。

防风　见膀胱散。

荆芥　辛、苦、温，芳香升浮，入肝经气分，兼行血分，发汗散风湿，通利血脉，助脾消食，能散血中之风，清热散瘀，破结解毒。为风病、血病、疮家要药。风在皮里膜外者宜之。○穗善升发，炒黑治血。

薄荷　见肺散。

寒

苦参　见肾寒。

黄连　见心寒。

胡连　见心寒。

龙胆草　大苦大寒，沉阴下行，入肝胆而泻火，兼入膀胱肾经，除下焦湿热，酒浸亦能外行上行。

紫

荷散見肺

皮瘀囊膜外者宜之○穗善升發炒黑治血

通利脈助脾消食能散血中之風清熱散瘀破結解毒

香升浮入肝經氣分兼行血

痰　柴胡見膽散　羌活見膀胱散　防風見膀胱散　荊芥辛溫芳

氣下則火降而痰消能除實熱專治肝膽經風

理脾解膀胱肝經熱邪性陰而降功專下氣

寒　苦參見腎黃連見心胡連見心龍膽草

大寒沉陰下行入肝膽而瀉火兼入膀胱

腎經除下焦濕熱酒浸亦能外行上行　紫

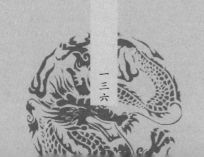

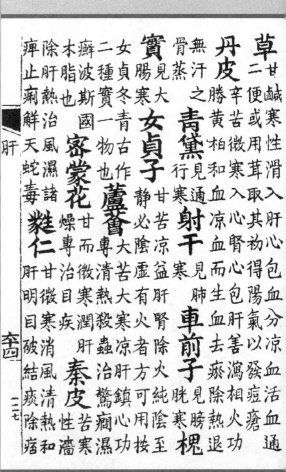

草　甘、咸、寒，性滑，入肝、心包、血分，凉血活血，通二便，或用茸，取其初得阳气，以发痘疮。

丹皮　辛、苦、微寒，入心、肾、心包、肝，善泻相火，功胜黄柏，和血凉血，而生血去瘀，除热，退无汗之骨蒸。

青黛　见通行寒。

射干　见肺寒。

车前子　见膀胱寒。

槐实　见大肠寒。

女贞子　甘、苦、凉，益肝肾，除火，纯阴至静，必阴虚有火者方可用

【按】女贞、冬青，古作二种，实一物也。

芦荟　大苦大寒，凉肝镇心，功专清热杀虫。治惊痫湿癣，波斯国木脂也。

密蒙花　甘而微寒，润燥，专治目疾。

秦皮　苦、寒，性涩，除肝热，治风湿诸痹，止痢，解天蛇毒。

蕤仁　甘、微寒，消风清热，和肝明目，破结痰，除瘴

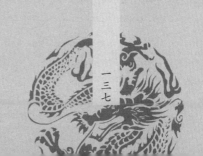

一三七

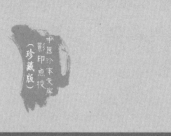

气。

川楝子　苦、寒，泻肝火，导小肠膀胱之湿热，因引心包相火下行，利小便。治疝杀虫，去核用川产良。○根大苦，逐蛔利大肠，治疮毒。

地骨皮　见肺寒。

老鼠刺　甘、微苦，凉，益肝肾，止渴祛风。

竹茹　见胃寒。

天竹黄　见心寒。

硃砂　见心寒。

代赭石　苦、寒，入肝与心包、血分，除血热，养血，镇虚逆，制用。

空青　甘、酸、寒，益肝明目，利水，真者绝少。

犀角　见胃寒。

牛黄　甘、凉，清心入肝，解热利痰，凉惊通窍。治痰热惊痫，胎毒诸病，中风入脏者，用以入骨追风。若中腑中经者，用之反引风入骨，莫之能出。○犀牛之黄，称犀黄者，能透指甲，如非犀牛，功力远逊。

氣

川楝子　苦寒，瀉肝火，因引心包相火下行，利小便，治疝○根大苦，逐蛔利大腸，治瘡毒。

地骨皮　寒見肺

殺蟲去核苦微寒利用川產良

老鼠刺　甘苦微苦涼益肝明目

砂寒見心止渴祛風

竹茹　寒見胃

天竹黄　心見心清

硃砂

代赭石　苦寒入肝熱養血鎮虛逆製用

空青　甘酸寒益肝明目利水真者絕少

犀角　寒見胃

牛黄　心甘涼清心入肝，解熱利痰涼驚癇胎毒諸病中風入臟者用以入骨追風若中腑中經者用之反引風入骨莫之能出○犀牛之黄稱犀黄者能透指甲如非犀牛功力遠遜

一三八

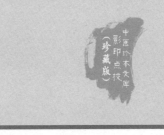

羚羊角　苦、咸、寒，属木，入肝、肺、心，清肝祛风，泻热散血，下气解毒。

猪胆汁　见心寒。

熊胆　见心寒。

兔肝　泻肝热，明目。

蚺蛇胆　见脾寒。

牡蛎　咸、微寒，涩，体用皆阴，入肝肾血分，软坚化痰，收脱敛汗，清热补水，固肠利湿止渴。

蛤粉　与牡蛎同功，蛤蜊肉咸冷，解酒。○文蛤，能除烦，利小便。

石决明　咸、凉，除肺肝风热，治骨蒸，疗疡疽，明目通淋。

真珠　见心寒。

　　热

蕲艾　见通行热。

肉桂　辛、甘、纯阳，大热。入肝肾血分，补命门相火之不足，能抑肝风而扶脾土，引无根之火降而归元。治痼冷沉寒，疏通血脉，发汗，去营卫风寒。

吴

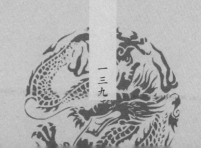

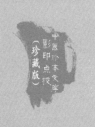

左（原文・繁體竖排）

茱萸　辛苦大熱疏肝燥脾溫中下氣除濕去痰解鬱殺蟲開腠理逐風寒治衝脈為病氣逆裡急性雖熱而能引熱下行利大腸壅氣下產後餘血湯泡去苦汁用

炮姜　見通行熱

手太陽小腸

（補）生地　見腎補
豬脬　治疝氣遺溺

（和）砂仁　見脾和
紫苑　見肺和
榆白皮　見大腸和
赤茯苓　見脾和注
赤小豆　見心和
赤石脂　見腸和
雞肫皮　性澀甘平

一三〇

一四〇

右（简体译文）

茱萸　辛、苦，大热，疏肝燥脾，温中下气，除湿去痰，解郁杀虫，开腠理，逐风寒。治冲脉为病，气逆里急，性虽热而能引热下行，利大肠壅气，下产后余血，汤泡去苦汁用。

炮姜　见通行热。

手太阳小肠

补

生地　见肾补。
猪脬　治疝气遗溺。

和

砂仁　见脾和。
紫苑（菀）　见肺和。
榆白皮　见大肠和。
赤茯苓　见脾和注。
赤小豆　见心和。
赤石脂　见大肠和。
鸡肫皮　甘、平，性涩，

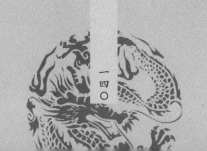

能除热，消水谷，通小肠膀胱。治泻痢崩带，食疟诸病，男用雌，女用雄。

寒

白鲜皮　见脾寒。

漏芦　见胃寒。

瞿麦　苦、寒，而性善下，降心火，利小肠，逐膀胱邪热，破血利窍，决痈明目，通经治淋。

灯心　见心寒。

鲜生地　见肾寒。

木通　辛、甘、淡、平，上通心包，下通大小肠、膀胱，降心火，而因清肺热，导诸湿热由小便出，兼通大便，利九窍血脉，关节。治上、中、下三焦火症，及脾热好眠。

海金沙　甘、寒，淡渗，专除小肠、膀胱、血分湿热，治肿满通淋。

车前草　见膀胱寒注。

川楝子　见肝寒。

梨　见肺寒。

能除热消水谷通小肠膀胱治痢崩带食诸病男用雌女用雄泻

（寒）白鲜皮　寒见脾

漏盧　寒见胃

瞿麦　下苦寒而性善降心火利

燈心　寒见心

鲜生地　下通大小肠

木通　辛甘淡渗专除膀胱通降心火上通心包下通大小肠膀胱降心火而因清肺热导诸湿热由小便出兼通大便利九窍血脉关节治上中下三焦火症及脾热好眠

沙　甘寒淡渗专治肿满通肠淋

節　血分

川楝子　寒见肝

梨　寒见肺

窾决痈明目

小肠逐膀胱邪热目决痈明

見肾

车前草　寒见膀胱注

海金

小腸

一三一

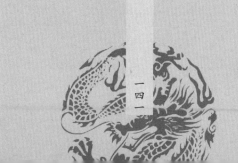

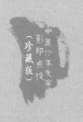

足太阳膀胱

补

紫河车　见通行补。

和

乌药　见肺和。

榆白皮　见大肠和。

猪苓　苦、甘、淡、平，入膀胱肾，升而能降，利湿行水，与茯苓同而泄更甚，利窍发汗，解湿热。

茯苓　见脾和。

琥珀　见肝和。

鸡肫皮　见小肠和。

蚕茧　甘、温，能泻膀胱相火，引清气上朝于口，止消渴，去蚕蛹用。

攻

葶苈　见肺攻。

防己　见通行攻。

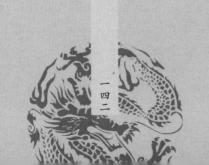

一四二

散

前胡　见肝散。

羌活　辛、苦，性温气雄，入膀胱当游风，兼入肝肾气分，搜风胜湿。治督脉为病，周身百节痛。

防风　辛、甘、微温，搜肝泻肺，散头目滞气，经络留湿，主上焦风邪，膀胱经症。又为脾胃引经，去风胜湿之药，同葱白用，通行周身。

藁本　辛、温，雄壮，为膀胱经风药。寒郁本经，头痛连脑者，必用之。治督脉为病，脊强而厥，又能下行去寒湿。

麻黄　见肺散。

桂枝　见肺散。

寒

知母　见肾寒。

龙胆草　见肝寒。

白鲜皮　见脾寒。

瞿麦　见小肠寒。

茵陈　苦、寒。燥湿胜热，入膀胱经，发汗利水，泄脾胃之湿热。治黄疸阳黄

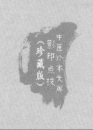

散　前胡　見肝散

羌活　辛、苦，性温氣雄，入膀胱當游風，兼入肝腎氣分，搜風勝濕。治督脈為病，周身百節痛。

防風　辛、甘、微温，搜肝瀉肺，散頭目滯氣，經絡留濕，主上焦風邪，膀胱經症。又為脾胃引經，去風勝濕之藥，同葱白用，通行周身。

藁本　辛、温，雄壯，為膀胱經風藥。寒鬱本經，頭痛連腦者，必用之。治督脈為病，脊強而厥，又能下行去

寒　麻黃　見肺散　桂枝　見肺散

知母　見腎寒

龍膽草　見肝寒　白鮮皮　見脾寒　瞿麥

茵陳　苦、寒，燥濕勝熱，入膀胱經，發汗利水，泄脾胃之濕熱治黃疸陽黃

見小腸寒

膀胱

卷一

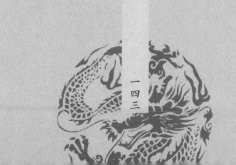

黃柏　石苇　葉甘能○車前子　海金沙

黃柏　苦寒微辛沉陰下降瀉膀胱相火為足太陽引經藥除濕清熱退火而固腎治

石苇　苦甘微寒清肺熱以滋化源通膀胱而利水濕善能通淋○瓦苇治淋亦佳

葉作湯浴去皮膚風熱丹腫洗目除雀盲

甘苦寒入膀胱除虛熱利水通淋治瘡疥○　地膚子

車前子　甘寒清肺肝風熱滲膀胱濕熱利水而固精竅○車前草甘寒涼血去熱通淋明目能解肝與小腸之濕熱須取葉用

海金沙　見小腸寒

病濕熱除則清氣上行故又止頭旋能損目

火邪利小便功專利濕行水治一切濕熱

藥　花粉　見胃寒　木通　見小腸寒　澤瀉　甘鹹微寒瀉膀胱及腎經

之君藥

一三四

之君药。

花粉　见胃寒。

木通　见小肠寒。

泽泻　甘、咸、微寒，泻膀胱及肾经火邪，利小便，功专利湿行水。治一切湿热病，湿热除则清气上行，故又止头旋，能损目。

海金沙　见小肠寒。

车前子　甘、寒。清肺肝风热，渗膀胱湿热，利水而固精窍。○车前草甘、寒，凉血去热，通淋明目，能解肝与小肠之湿热，须取叶用。

地肤子　甘、苦、寒。入膀胱，除虚热，利水通淋，治疮疥。○叶作汤浴，去皮肤风热丹肿，洗目除雀盲。

石苇　苦、甘、微寒。清肺热，以滋化源，通膀胱而利水湿，善能通淋。○瓦苇治淋亦佳。

黄柏　苦、寒、微辛。沉阴下降，泻膀胱相火，为足太阳引经药，除湿清热，退火而固肾。治

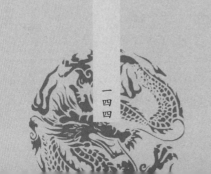

瘫痪骨蒸，泻痢诸疮，尺脉有力者，方可用。生用降实火，炒黑止崩带。酒制治上，蜜制治中，盐制治下。

川楝子　见肝寒。

滑石　淡、寒、滑。膀胱经本药，亦入肺，清其化源而下走膀胱，以利水，通六腑九窍精液，除上、中、下三焦湿热。消暑降火，荡热渗湿。

手少阴心

补

黄精　见通行补。

玉竹　见肺补。

丹参　味苦气降，入心与包络，去瘀生新，调经补血。治血虚血瘀之症。

当归　见肝补。

益智仁　见脾补。

生地　见肾补。

枣仁　见胆补。

大枣　见通行补。

龙眼肉　见脾补。

莲子

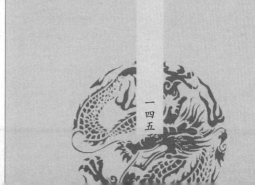

甘、平而涩。能交心肾，安君相火邪，涩精气，厚肠胃，兼治女人一切血病。○莲心苦寒，清心去热。

黑豆　见肾补。

猪心血　以心归心，以血导血，用作补心药之向导，义盖取此。

龟板　见肾补。

和

甘草　见通行和。

远志　苦、辛、温。入心能通肾气，上达于心而交心肾，泄热行气，散郁利窍，豁痰，兼治痈疽，去心用。

郁金　见肺和。

连翘　苦、微寒，性升。入心、心包而泻火，兼除三焦、大肠、胆经湿热，能散诸经血凝气聚，利水杀虫，为十二疮家要药，多服减食。

甘菊花　见肝和。

钩藤　见肝和。

石菖蒲　辛、苦、温，香而散。

甘平而涩。能交心肾，安君相火邪，涩精气，厚肠胃，熏治女人一切血病。○莲心苦寒，清心去热。

黑豆见肾补

猪心血以心归心，以血导血，用作补心药之向导，义盖取此

热去

龟板补见肾

和

甘草见通行和

远志苦辛温入心能通肾气，上达于心而交心肾，泄热行气，散郁利窍，豁痰，兼治痈疽，去心用

郁金见肺和

连翘苦微寒性升入心、心包而泻火，兼除三焦、大肠、胆经湿热，能散诸经血凝气聚，利水杀虫，为十二疮家要药，多服减食

甘菊花见肝和

钩藤见肝和

石菖蒲香辛而苦散温

一三六

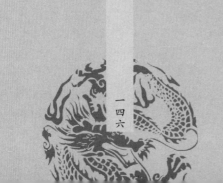

开心孔，利九窍，去湿除风，消痰积，治惊痫，疗热闭胸膈，解毒杀虫。多用独用耗散气血，或用米泔浸饭锅内蒸则臻于中和矣。犯铁器，令人吐逆。

松花 见肺和。

柏子仁 辛、甘、平。气香性润，透心脾，滋肝肾，养血止汗，除风湿，助脾药中，惟此不燥。

合欢皮 见通行和。

乳香 见通行和。

血竭 甘、咸、平，性急，入心、肝、血分，散瘀生新，和血敛疮。

安息香 辛、香、苦、平，入心经，安神去祟，行血下气。安息国名也。

茯苓 见脾和。

赤茯苓 见脾和注。

茯神 主治与茯苓同，而入心之用居多。安魂养神，疗心虚惊悸。○黄松节即茯神心木，疗筋挛偏风。心掣健忘。

琥珀 见肝和。

莲须

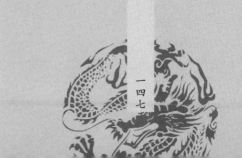

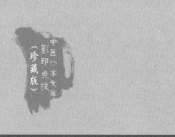

和见肾和。

百合 见肺和。

小麦 甘、微寒。养心止血，除烦利溲。○浮小麦咸、凉，止汗凉心，退热。○麸皮甘寒，与浮麦同性。醋拌，蒸熨滞气痹痛。○面筋甘凉，解热和中。

赤小豆 甘、酸、平，色赤入心，性下行而通小肠，行水散血，清热解毒，敷疮通乳汁，下胞胎，最渗精液，不宜久服。○相思子苦、平，研服能吐邪气及蛊毒。

金 辛、平，有毒，镇心肝，安魂魄，治惊痫风热之病。

银 功用与金相同。

食盐 见肾和。

龙骨 甘、平、涩，入心、肝、肾、大肠，能敛浮越之正气，涩肠益肾，安魂镇惊，固精止汗，定喘解毒，皆涩以止脱之义。

龙齿 见肝和。

发 见肝和。

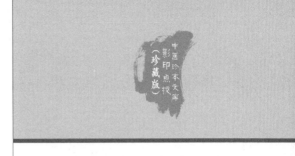

散

桔梗 见肺散。

细辛 见肾散。

麻黄 见肺散。

冰片 见通行散。

寒

黄连 大苦大寒，入心泻火，镇肝凉血，燥湿开郁，能消心窍恶血，亦泻脾火。酒炒治上焦火，姜汁炒治中焦火，盐水炒治下焦火。

胡连 性味功用并似黄连，治小儿潮热五疳，解吃烟毒。

川贝母 见肺寒。

黄芩 苦、寒，入心，胜热折火之本，泻中焦实火，除脾家湿热。为中上二焦之药，亦治邪在少阳，往来寒热，中空者，名枯芩。佐栀子，泻肺火。中实者，名条芩，泻大肠火。

白茅根 见脾寒。

丹皮 见肝寒。

麦冬 见胃寒。

瞿麦 见小肠寒。

灯心 甘、淡、微寒。降心火，利小肠，清肺热，通气止

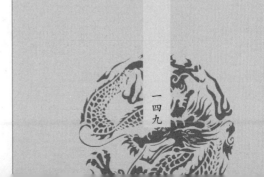

一四九

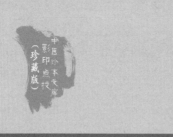

血，利水。

大青　见胃寒。

鲜生地　见肾寒。

射干　见肺寒。

山豆根　大苦大寒，泻心火以保肺金，去肺、大肠之风热，消肿止痛。治喉齿疮痔诸疾，解药毒，疗人马急黄。

栀子　苦、寒，入心，泻心肺之邪热，使之下行，由小便出。解三焦郁火，最清胃脘之血，内热用仁，表热用皮。

芦荟　见肝寒。

竹叶　辛、淡、甘寒，专凉心经，亦清脾气，消痰止渴，除上焦烦热。

天竹黄　甘、微寒，凉心去风热，利窍豁痰，镇肝，功同竹沥，而性和缓。治中风惊痫，南海大竹内黄粉也。

石莲子　苦、寒，清心开胃，去湿热。

梨　见肺寒。

黄丹　咸、寒，沉阴，内用镇心安魂，坠痰消积，杀虫，外用解热

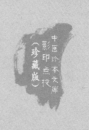

拔毒，去瘀长肉。○铅粉主治略同。

硃砂 甘、凉，体阳性阴，心经血分药，镇心而泻邪热，定惊清肝，祛风解毒。治癫狂下死胎，多服令人呆闷，细研水飞，如火炼则有毒。服饵常杀人，或用原块辰砂，绵裹入药，同煎最妙。

犀角 见胃寒。

牛黄 见肝寒。

羚羊角 见肝寒。

猪胆汁 苦寒入心，胜热润燥，泻肝胆之火，兼能明目疗痔。醋和灌谷道，治大便不通。

象牙 甘、凉，清心肾之火，疗惊悸骨蒸，痰热疮毒，剉屑煎服。

熊胆 苦、寒。凉心平肝，明目杀虫，治惊痫涂痔。

缲丝汤 抑心火，治消渴。

真珠 甘、咸、寒。入心肝二经，镇心安魂，泻热坠痰，拔毒生肌。

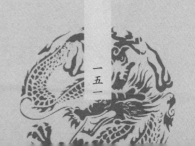

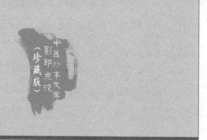

【熱】桂心　見脾熱　炮姜　見通行熱

足少陰腎

〔補〕巴戟天　甘辛微溫入腎經血分強陰益精散風濕去心用　金毛狗〔脊〕

肉苁蓉　甘酸鹹溫入腎經血分補命門相火潤五臟益精血滑腸功用與琐陽相仿　草苁蓉力稍劣

冬蟲夏草　見肺補

熟地　甘微溫入足三陰經滋腎補肝封填骨髓亦補脾陰利血脈益真陰除痰退熱止瀉治一切肝腎陰虧虛損百病為壯水之主藥兼散劑亦能發汗兼溫劑又能回陽按製熟地宜九蒸九晒

一四二

一五二

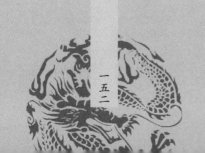

热

桂心　见脾热。

炮姜　见通行热。

足少阴肾

补

巴戟天　甘、辛，微温，入肾经血分，强阴益精，散风湿，去心用。

金毛狗脊　见肝补。

肉苁蓉　甘、酸、咸、温，入肾经血分，补命门相火，润五脏，益精血，滑肠，功用与琐阳相仿。草苁蓉力稍劣。

冬虫夏草　见肺补。

熟地　甘、微温，入足三阴经，滋肾补肝，封填骨髓，亦补脾阴，利血脉，益真阴，除痰退热，止泻。治一切肝肾阴亏，虚损百病。为壮水之主药，兼散剂，亦能发汗，兼温剂。又能回阳。

【按】制熟地，宜九蒸九晒。

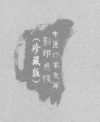
盖多蒸则不滞，多晒则气温，水里阳生之义也。若一蒸便用，绝不见日，则与煎剂，用生地何异。

生地 苦、甘、寒。沉阴下降，入心、肾、肝、心包、小肠，养阴退阳，凉血生血。治血虚内热，能交心肾而益肝胆，兼能行水，佐归身，解火郁。

续断 见肝补。

枸杞子 见肝补。

沙苑蒺藜 苦温补肾，强阴固精，明目。

何首乌 见肝补。

菟丝子 甘、辛、温，入肝、脾、肾，强阴益精，温而不燥，补卫气，助筋脉，祛风，进食。治精寒余沥，肾经多火者，勿用。

五味子 见肺补。

覆盆子 见肝补。

桑葚 甘、酸、温，入肾补水，生津利水，乌须。

萸肉 酸、涩、微温，固精秘气，补肾温肝，强阴助阳，而通九窍，

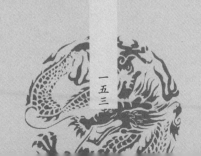

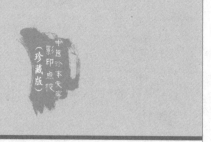

為腎穀宜此當之　刀豆
甘溫下氣益腎歸元溫中利
腸胃止呃逆

精髓解鼠莽毒豆

皮能止盜汗　豇豆
甘鹹平補腎益氣
理中健胃和五臟調營衛生

豆見肝補　黑豆
甘寒補腎鎮心明目利水除
熱去風活血解毒利大便○馬料

麻見肝補　胡

許此能除之每用少許頻服久
服甚效　韭子辛甘溫補
肝腎助命門暖腰膝

食者此能除之每用少
者此能除之

行氣解毒○韭汁
胃脘上口有積血妨礙飲

補腎氣能解羊膻
甘薯見脾補

鹹溫厚腸胃補

去核用
杜仲見肝補　芡實見脾補
蓮子見心補　栗

蒸能發汗

韭菜辛溫微酸
溫脾益胃助腎補陽固精
氣暖腰膝散瘀血停痰入血分而

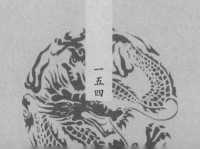

兼能发汗。去核用。

　　杜仲　见肝补。

　　芡实　见脾补。

　　莲子　见心补。

　　栗　咸、温。厚肠胃，补肾气，能解羊膻。

　　甘薯　见脾补。

　　韭菜　辛、温，微酸，温脾益胃，助肾补阳，固精气，暖腰膝，散瘀血，停痰，入血分而行气解毒。○韭汁，胃脘上口有积血，妨碍饮食者，此能除之。每用少许，频服久服，甚效。

　　韭子　辛、甘、温，补肝肾，助命门，暖腰膝。

　　胡麻　见肝补。

　　黑豆　甘、寒，补肾镇心，明目利水，除热去风，活血解毒，利大便。○马料豆尤补肾，料豆皮能止盗汗。

　　豇豆　甘、咸、平，补肾益气，理中健胃，和五脏，调营卫，生精髓，解鼠莽毒。豆为肾谷，宜此当之。

　　刀豆　甘、温，下气益肾，归元温中，利肠胃，止呃逆。

磁石　辛、咸，冲和，能引肺气入肾，补肾除热，去怯，通耳明目。制用，渍酒良。

乌骨鸡　见肝补注。

鸭　见肺补。

雀　甘温壮阳，益精髓，缩小便。○雀卵，酸温，益精血。治男子阴痿，妇人血枯。

禽石燕　甘、温。壮阳益气，补精髓，缩小便，浸酒服佳。

鹿角　咸、温。熬胶炼霜，功专滋补。益肾强骨，生精血，能通督脉。生用散热，行血辟邪，能逐阴中邪气恶血，治梦与鬼交。○麋角功用相仿，而温性差减。○鹿筋治劳损续绝。○鹿峻，鹿精也，大补虚劳。

牛髓　补中填骨髓，炼用。

羊乳　见大肠补。

羊腰子　益精助阳。○胫骨入肾而补骨。烧灰擦牙良。

猪肉　咸、寒，疗肾气虚竭，润肠胃，生精液，阳事弱

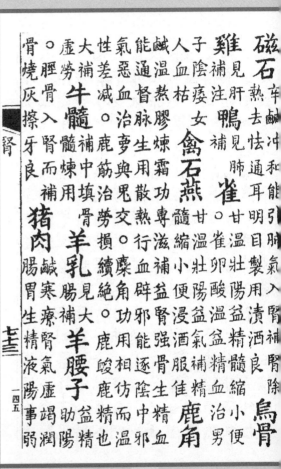

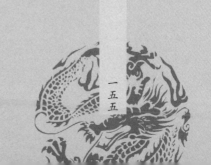

者不宜食，能生湿痰风热。皮有毒，头肉尤甚。○脑治头风，损阳道。○蹄通乳汁。○悬蹄甲治痰喘疮痔。○尾血治痘疮倒靥。○腰子咸冷而通肾，治腰痛耳聋。

狗肉　见脾补。

海狗肾　咸、热。固精壮阳，治阴痿精寒。

桑螵蛸　甘、咸、平。入肝、肾、命门，益精气固肾。治虚损遗浊，阴痿，通淋，缩小便，用桑树上者，若生非桑树，以桑皮佐之。

鱼鳔　暖精种子。

海马　甘、温。暖水脏，壮阳道，治气血痛，消瘕块。

海参　甘、温，补肾益精，壮阳疗痿。

龟板　咸、寒。至阴，通心入肾，补阴清热，治一切阴虚血弱之症，能通任脉。自死败龟良，熬胶更胜。○龟尿走窍透骨，染须发，治哑聋。

蛤蚧　见肺补。

吐

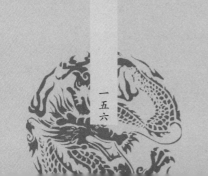

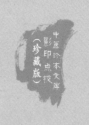

铁　见肝补。

秋石　咸、平。滋肾水，润三焦，退骨蒸，软坚，为滋阴降火之药。煎炼失宜，反生燥渴之患。

和

远志　见心和。

砂仁　见脾和。

牛膝　苦、酸、平。入肝肾，能引诸药下行，散恶血，疗心腹痛。治淋堕胎出，竹木刺，酒浸蒸则甘酸而温，益肝肾，强筋骨。

甘菊花　见肝和。

猴姜　苦、温。坚肾行血，治折伤。骨瘘擦牙良。

柏子仁　见心和。

金樱子　酸、涩、平，固精秘气，治精滑固肠，性涩而不利于气，熬膏则甘，全失涩味矣。

乌药　见肺和。

五加皮　见肝和。

石楠叶　辛、苦、平，散风坚肾，利

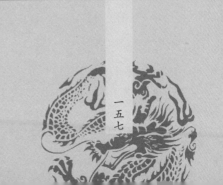

一五七

筋骨，皮毛为祛风通利之药。

猪苓　见膀胱和。

橘核　治疝痛，腰肾冷痛。

莲须　甘平而涩，清心通肾，益血固精。

小茴香　见胃和。

罂粟壳　见肺和。

铅　甘、寒，属肾，坠痰解毒，安神明目，杀虫而伤心胃。

青盐　甘、咸、寒。入肝肾，助水脏，平血热，散肝经风热，功同食盐而更胜。

食盐　甘、咸、辛、寒。补心入肾，泄肺润下，走血胜热，润燥软坚，通大小便，坚筋骨，涌吐，醒酒解毒，杀虫。多食伤肺，损津血，动肾气，辟精关。

香虫　见脾和。

桑寄生　苦、甘。坚肾和血，舒筋络，散风湿。

乌贼骨　见肝和。

龙骨　见心和。

发　见肝和。

筋骨皮毛為祛風通利之藥。猪苓見膀胱和。橘核治疝痛，腰腎冷痛。蓮鬚甘平而濇，清心通腎，益血固精。小茴香見胃和。罌粟殼見肺和。鉛甘、寒，屬腎，墜痰解毒，安神明目，殺蟲而傷心胃。青鹽甘、鹹、寒。入肝腎，助水臟，平血熱，散肝經風熱，功同食鹽而更勝。食鹽甘、鹹、辛、寒。補心入腎，泄肺潤下，走血勝熱，潤燥軟堅，通大小便，堅筋骨，涌吐，醒酒解毒，殺蟲。多食傷肺，損津血，動腎氣，辟精關。香蟲見脾和。桑寄生苦、甘。堅腎和血，舒筋絡，散風濕。烏賊骨見肝和。龍骨見心和。髮見肝和。

一四八

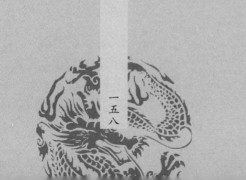

攻

甘遂 见通行攻。

散

独活 辛、苦、微温。气缓入肾经，气分，善搜伏风，兼能去湿。治头痛、目眩、齿痛，痉痹疝瘕诸症。

羌活 见膀胱散。

细辛 辛温，性烈。肾经本药，心经引经药，散风寒浮热，温经发汗，能行水气，以润肾燥，专治少阴经头痛。北产者良。

寒

元参 苦、咸，微寒，纯阴。入前肾，泻无根浮游之火。凡相火上炎之症，用此壮水以制之。

苦参 大苦大寒，沉阴，主肾燥湿胜热，养肝胆，利九窍，祛风逐水，解毒杀虫。

龙胆草 见肝寒。

知母 辛、苦、寒、滑，入肺肾二经气分，泻膀胱邪热，下焦有余之火，

攻

甘遂見通行

（散）獨活辛苦微溫氣緩入腎經氣分善搜伏風兼能去濕治頭痛目眩齒痛痙痹疝瘕諸症

羌活見膀胱散

細辛辛溫性烈腎經本藥心經引經藥散風寒浮熱溫經發汗能行水氣以潤腎燥專治少陰經頭痛北產者良

（寒）元參苦鹹微寒純陰入前腎瀉無根浮游之火凡相火上炎之症用此壯水以制之

苦參大苦大寒沉陰主腎燥濕勝熱養肝膽利九竅祛風逐水解毒殺蟲龍

膽草見肝寒

知母辛苦寒滑入肺腎二經氣分瀉膀胱邪熱下焦有餘之火

〔腎〕

十五

一四九

一五九

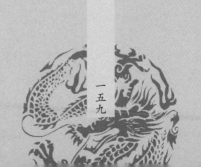

使相火不炎，肺金清肃，兼泻胃热，润燥滋阴，利二便，滑肠伤胃。

丹皮 见肝寒。

萹蓄 苦、平。利小便，去湿热，通淋杀虫。

鲜生地 苦，微甘，大寒，入心肾，泻小肠丙火，亦清胃大肠火。平诸血逆，治热毒痢，肠胃如焚，瘟疫痘症，诸大热。

天冬 见肺寒。

旱莲草 甘、酸、寒，补肾固齿，凉血止血。

泽泻 见膀胱寒。

黄柏 见膀胱寒。

女贞子 见肝寒。

地骨皮 见肺寒。

老鼠刺 见肝寒。

蒲公英 见胃寒。

败酱 见心包寒。

猪肤 古注性寒，味甘，治咽痛。猪，水畜也，其气先入肾，解少阴客热。肤者，肌肤之义，宜用燖猪皮上黑肤也。

【按】《仪礼》注云：肤，豕肉也。惟燖者

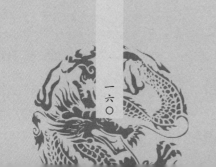

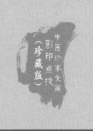

有肤，焯字本作燀，训为火熟。又云：火熟物也，据此则明是取猪肉火炙，而用其皮上烧焦之肤皮矣。乃有用生猪皮者，大谬。

象牙　见心寒。

牡蛎　见肝寒。

蛤粉　见肝寒。

热

蕲艾　见通行热。

丁香　见胃热。

没石子　苦、温，入肾，涩精固气，强阴助阳，乌须发。

原蚕蛾　气热固精，强阳用雄者。

命门

补

淫羊藿　辛、香、甘、温，入肝、肾，补命门，益精气，坚筋骨，治绝阳不兴，绝阴不产。

之膚皮矣乃有用

生猪皮者大謬　象牙　寒見心　牡蠣　寒見肝　蛤粉

寒見肝

鬚髮

（熟）蘄艾　見通行熱　丁香　見胃　沒石子　苦溫入腎濇精固氣強陰

助陽烏　原蠶蛾　陽用雄者

命門

（補）淫羊藿　辛香甘溫入肝腎補命門益精氣

堅筋骨治絕陽不興絕陰不產

腎

一五一

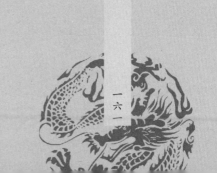

琐阳　甘、温，补阴益精，兴阳润燥，滑肠。

肉苁蓉　见肾补。

益智仁　见脾补。

蛇床子　见三焦补。

仙茅　辛、热，助命火，益阳道，明耳目，补虚劳，暖筋骨。治失溺，心腹冷气，精寒者宜之。制用。

胡桃　见肺补。

韭子　见肾补。

阳起石　咸、温，补命门，治阴痿精乏，子宫虚冷，真者难得。

鹿茸　甘、咸、温，补右肾精气，暖肾助阳，添精补髓，健骨。治一切虚损，酥炙用。○麋茸，功用相仿，温性差减。

桑螵蛸　见肾补。

和

沉香　辛、苦、温，入右肾命门，暖精助阳，温中平肝，下气而坠痰涎，降而能升。故又

瑣陽　甘溫補陰益精　肉蓯蓉　補見腎　益智仁　脾見

蛇牀子　見三焦補　仙茅　辛熱助命火益陽道明耳目補虛勞暖筋骨治　胡桃　肺見補　韭子　甘鹹溫補右

寒失溺心腹冷氣製用　精寒者宜之製用　陽起

石鹹溫補命門治陰痿精乏子宮虛冷真者難得　鹿茸　甘鹹溫補右腎

補見腎○麋茸功用相仿溫性差減　桑螵蛸

和

沉香　辛苦溫入右腎命門煖精助陽溫中平肝下氣而墜痰涎降而能升故又

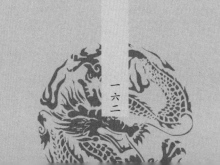

理气调中，阴虚者勿用。磨
汁服。

攻

牵牛子　见肺攻。

热

破故纸　辛、苦、大温，
入心包、命门，补相火，以
通君火，暖丹田，壮元阳，
能纳气归肾。

附子　见通行热。

天雄　附子细长者为天
雄，大燥回阳。补下焦肾命
阳虚，逐风、寒、湿。为风
家主药，发汗久，止阴汗。

胡芦巴　苦、温，纯阳，
入命门，暖丹田，壮元阳。
治肾脏虚冷，除寒湿。

肉桂　见肝热。

川椒　见肺热。

大茴香　辛、温，暖丹
田，补命门，开胃下食，调
中止呕，治寒疝。

石硫黄　见大肠热。

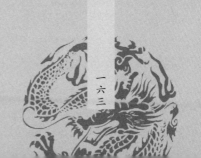

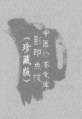

奇经八脉

奇經八脉

补

当归　见肝补。

白芍　见肝补。

鹿角　见肾补。

牛髓　见肾补。

猪脊髓　补虚劳，益骨髓，治脊痛，除蒸。

龟板　见肾补。

和

川芎　见胆和。

泽兰　见脾和。

广木香　见三焦和。

香附　见通行和。

紫石英　甘、辛、温，重镇怯润，去枯。治心神不安，肝血不足，走冲任二经。暖子宫，疗女子血海，虚寒不孕。火煅醋淬，研末水飞。

攻

王不留行　甘、苦、平。阳明冲任血分之药，其性行而不住，通血脉，除风利便。

（補）當歸　見肝補　白芍　補見肝　鹿角　補見腎　牛髓　補見腎

猪脊髓　補虚勞益骨髓　治脊痛除蒸　龜板　補見腎

（和）川芎　和見胆　澤蘭　和見脾　廣木香　見三焦和　香附　通見

行　紫石英　甘辛温安肝血不足走衝任二經暖子宫　重鎮怯潤去枯治心神不

療女子血海虚寒不孕

火煅醋淬研末水飛

（攻）王不留行　性行而不住通血脉除風利便　甘苦平陽明衝任血分之藥其

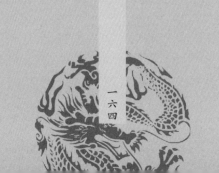

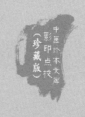

治金疮痛疽，出竹木刺。

桃仁　见肝攻。

散

升麻　见脾散。

柴胡　见胆散。

羌活　见膀胱散。

藁本　见膀胱散。

寒

白微　苦、咸、寒，阳明冲任之药，利阴气，清血热，调经。

热

附子　见通行热。

吴茱萸　见肝热。

治金瘡癰疽，出竹木刺　桃仁見肝

散　升麻見脾　柴胡見胆　羌活見膀胱散　藁本見膀胱散

寒　白微苦鹹寒陽明衝任之藥利陰氣清血熱調經

熱　附子行熱見通　吴茱萸熱見肝

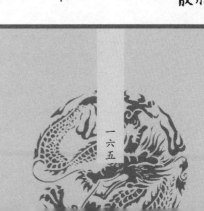

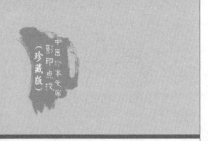

不循经络杂品

补

旋葍 即旋花，甘、辛、温。补劳损，益精气，主续筋。凡筋断者，取旋葍根，捣汁沥入，仍以渣敷之，日三易，须令断筋相对，半月后即相续如故。蜀儿奴逃走多刻筋，以此续之，百不失一。

南烛 苦、酸、涩、平。补阴止泄，除睡。○子酸、甘、平。补阴固精。

榛子 甘平调中，益气开胃，实肠。

南瓜 甘、温。补中益气，同羊肉食，则壅气。

黍 甘温益气，补中，多食作烦热。

稷 甘、平，益气和中。

粱 甘，益气和中，除烦利便。黄粱平，白粱，青粱微凉。

小米 咸、淡、微寒，补虚损，益丹田，开脾胃，利小便。

秫 甘、微寒，益阴，治肺疟，及食鹅鸭

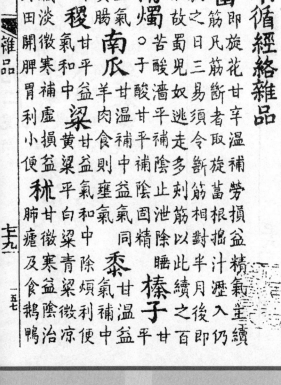

一六六

一五七

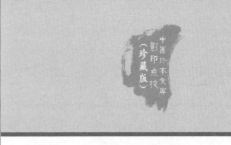

成癥，阴虚不眠。

穄子　甘、涩，补中益气，厚肠胃。

高粱　甘、温而涩，温中涩肠胃，粘者与粟米同功。

玉蜀黍　甘、平，调中开胃。

菰米　甘、冷，解热调肠胃，救荒。

东廧子　甘、平，益气，坚筋骨。

蓬草子　酸、涩、平，作饭无异粳米。有黄蓬、青科、飞蓬三种。

茵草米　甘、寒，去热，利肠胃，益气力。

蒒草子　甘、平，补虚，温肠胃，止呕逆。

稗　辛、甘、苦，微寒，益气宜脾。

粥　糯米、秫米、黍米，甘温益气，治脾胃虚寒。粳米、籼米、粟米、粱米，甘平益气，养脾胃，利小便，止烦寒渴。

【按】粥饮之化痰甚易，晨食行阳，不致成痰，晚食行阴，即易成痰也。

蚕豆　甘、涩、温，补中益气，涩精实肠。

雉鸡　酸、甘，微寒，补中

成癥陰虛不眠　穄子甘澀補中益氣厚腸胃　高粱甘溫而澀溫中澀腸胃粘者與粟米同功　玉蜀黍甘平調中開胃　菰米甘冷解熱調腸胃救荒　東廧子甘平益氣堅筋骨　蓬草子酸澀平作飯無異粳米有黃蓬青科飛蓬三種　茵草米甘寒去熱利腸胃益氣力　蒒草子甘平補虛溫腸胃止嘔逆　稗辛甘苦微寒益氣宜脾　粥糯米秫米黍米甘溫益氣治脾胃虛寒粳米籼米粟米粱米甘平益氣養脾胃利小便止煩寒渴　按粥飲之化痰甚易晨食行陽不致成痰晚食行陰即易成痰也　蚕豆甘澀溫補中益氣澀精實腸　雉雞酸甘微寒補中

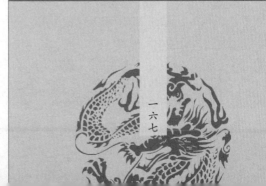

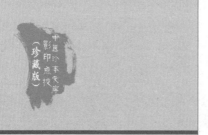

益气，止泄，治蚁瘘。

油鸭　甘、平，补中益
气。

斑鸠　甘、平，益气明
目，治噎。

牛皮胶　甘、平，补阴
润燥，治血症痈疽，通大便，
虚热人宜之。

驴肉　甘、凉，补益气
血，治劳损。○驴溺，微寒
杀虫，治反胃噎膈，须热饮。

田鸡　甘、寒。解热毒，
利水，消肿，补虚损，产妇
尤宜。

鲢鱼　甘、温。温中益
气，发疮。

勒鱼　甘、平。开胃暖
中，作鲞尤良。

石首鱼　甘、平，开胃
益气。○白鲞，消宿食，理
肠胃，治下痢腹胀，炙食能
消瓜成水。

鲋鱼　甘、平，补虚劳。

鲳鱼　甘、平，益气力。

鲫鱼　甘、温，诸鱼属
火，独鲫鱼属土，和胃实肠，
行水。

鳊鱼　甘、温，调胃助
脾，利五脏。和芥食，能助
肺气，去胃风。

鲻鱼　甘、平，开胃，

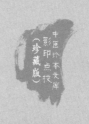

利五脏，与百药无忌。

草鱼　甘、温。暖胃和中，发疮。

青鱼　甘、平，益气力，治脚气脚弱。○胆，苦寒泻热，治目疾喉痹，疗鱼骨哽。

鲤鱼　甘、平，下水气，利小便。胆，苦寒明目。骨，疗鱼骨哽。

乌鱼　甘、寒。祛风下水，利肠。○胆，苦、甘，治喉痹。

银鱼　甘、平。宽中健胃。

泥鳅　甘、平。暖中益气，醒酒收痔。

鳗　甘、平，补虚损，去风杀虫。治骨蒸劳瘵，海鳗同。

虾　甘、温，托痘疮，壮阳道，吐风痰，动风热。

海虾　甘、咸、平，祛风杀虫。

蛏　甘、咸、平，补虚去烦热，主冷痢。

江珧柱　甘、咸，微温，下气调中，利五脏，消宿食。

西施舌　甘、咸、平，益精，润脏腑。

利五臟無忌與草魚甘溫煖胃和中發瘵青魚甘平益氣力治腳氣腳弱○膽苦寒瀉熱治目疾喉痹療魚骨哽鯉魚甘平下水氣利小便○膽苦寒明目骨療魚骨哽烏魚甘寒祛風下水利腸○膽苦甘治喉痹銀魚甘平寬中健胃泥鰍甘平煖中益氣醒酒收痔鰻甘平補虛損去風殺蟲治骨蒸勞瘵海鰻同蝦甘溫托痘瘡壯陽道吐風痰動風熱海蝦甘鹹平祛風殺蟲蟶甘鹹平補虛去煩熱主冷痢江珧柱甘鹹微溫下氣調中利五臟消宿食西施舌甘鹹平益精潤臟腑

一六〇

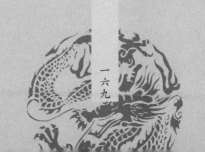

和

三奈　辛、温，暖中辟恶，治寒湿虫牙。

路路通　形似杨梅，而较大，刺长尖锐，入火薰之，幽香清烈，顾名思义，宜为表散药中之向导也。古书不载，近多用之。

落得打　甘、平，行血止血，治跌打金疮，用根。

奶酣草　辛、温，芳香和中，辟恶。

木棉　甘、温，治血崩金疮，或棉或布烧灰用。○花油即木棉子油，辛、热，微毒，治疮疥损目。

银花　甘、平。除热解毒，养血疗风，治血痢疮毒，宽膨。性极中和，多用乃效。○藤叶名忍冬，性同。

管仲　苦、微寒。解邪热之毒，去瘀软坚，杀虫，浸水缸中日饮其水，能解时疫。

玉簪　辛、甘、寒，解一切毒，下骨哽，损齿极速。

茵芋　辛、苦，微温。治风湿，拘挛，痹痛。炙

（和）三奈　辛温暖中辟恶治寒湿虫牙
路路通　形似杨梅而较大刺长尖锐入火薰之幽香清烈顾名思义宜为表散药中之向导也古书不载近多用之　落
落得打　甘平行血止血治跌打金疮用根
奶酣草　辛温芳香和中辟恶
木棉　甘温治血崩金疮或棉或布烧灰用○花油即木棉子油辛热微毒治疮疥损目
银花　甘平除热解毒养血疗风治血痢疮毒宽膨性极中和多用乃效○藤叶名忍冬性同
管仲　苦微寒解邪热之毒去瘀软坚杀虫浸水缸中日饮其水能解时疫
玉簪　辛甘寒解一切毒下骨哽损齿极速
茵芋　辛苦微温治风湿拘挛痹痛炙

雜品

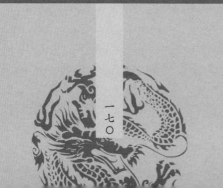

用。

　　莽草　辛、苦、温。去风湿，治头风痛肿。制用。

　　卷柏　生用辛平破血，治淋结。炙用辛温，止血，治肠风。

　　豨莶草　苦、辛。生用寒，熟用温，长于去风湿。治麻痹而能燥血，并不补益，酒拌蒸晒九次。

　　天仙藤　苦、温。疏气活血，治妊娠水肿。

　　土连翘　苦、温。治风、寒、湿痹，扑损疼痛。

　　月月红　甘、温。活血消肿。

　　地锦　辛、平。通流血脉，散血止血。

　　烟　辛、温。行气辟寒，治山岚瘴雾，其气入口不循常度，顷刻而周一身，令人通快。然火气薰灼，耗血损年。○烟筒中水，解蛇毒。

　　松香　苦、甘、温、燥。祛风去湿，化毒生肌，入葱管内煮白用。○松毛苦、温。治风湿诸疮，生毛发。○松节苦、温、燥，治骨节间风湿，能燥

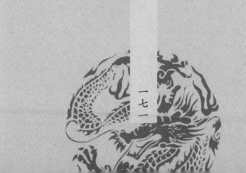

血中之湿。

紫檀香　咸、平。入血分，和血止血，消肿毒。

降香　辛、温。辟恶止血，疗金刃伤。

枫香脂　辛、平。调气血，解毒，功与乳香相近。

苏合油　甘、温。走窜通窍，开郁，辟一切不正之气，杀精鬼。

樟脑　辛、热香窜，能于水中发火，通窍除湿，杀虫。

桑枝　苦、平。祛风利水。治手足风、寒、湿痹。

桑根　治小儿惊痫，及敷鹅口疮大效。取东南行者，研汁用。

楮实　甘、寒而利。消水软坚，疗骨哽。○皮甘、平，行水。○叶甘凉，祛湿热，治痫。

水杨　苦、平。行气血，取枝叶煎洗，治痘疮浆滞不起。

西河柳　甘、咸、平。消痞疗风，解毒，亦散痧疹热毒。

臭橘叶　辛、温。解毒，治下痢、喉痹。

荔枝核

散痧療風解毒亦

水楊　苦平行氣血取枝葉煎洗治痘瘡漿滯不起　臭橘葉　辛溫解毒治下痢喉癢

雜品

南行者研汁用　楮實　甘寒而利消水軟堅療骨哽○皮甘平行水○葉甘涼祛濕熱治癇

枝　苦平祛風利水治手足風寒濕痹　桑根　治小兒驚癇及敷鵝口瘡大效取東

正手足風寒濕痹

開鬱辟一切不正之氣殺精鬼　樟腦　辛熱香窜能於水中發火通窺除濕殺蟲

傷之鬱氣殺精鬼

乃辟一切不正之氣　楓香脂　辛平調氣血解毒功與乳香相近　蘇合油　甘溫走窺通窺

之濕辟一切不正

血中之濕　紫檀香　鹹平入血分和血止血消腫毒　降香　辛溫辟惡止血療金刃

一六三

西河柳　甘鹹平消

荔枝核

一七二

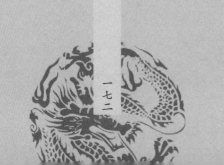

甘、涩、温。散滞气，辟寒温，治胃脘痛，形消睾丸，故亦治癞疝卵肿，煨用。○荔枝，甘、酸、热。止呃逆，多食发热，龈肿衄血。○壳发痘疮。

石榴皮 酸涩而温。涩肠，止泄痢，崩带，脱肛，杀虫，乌须，能恋膈，成痰积未尽者，勿服。○石榴治泻痢，多食损肺坏齿。○榴花千叶者，治心热吐血，衄血。

香团 苦、甘、酸、辛。下气消食，快膈化痰，能去浊恶之气。治饮酒人口气，孕妇口淡不思食。

花红 酸、涩、甘、温。生津，治泄精水痢，多食发热，闭百脉。

杨梅 酸、甘、温。去痰止呕，消食生津，和利五脏，能涤肠胃，除恶气。烧灰服，断下痢甚验。多食发热衄血。

萱草 甘、微、凉。去湿热，通小便，利胸膈，明目。○根，利水气，治淋浊，吐衄。

慈姑

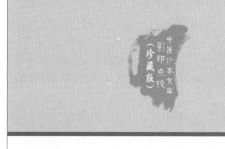

甘涩温散滞气辟寒湿治胃脘痛形肖睾丸○荔枝甘酸热止呃逆○多食发热龈肿衄血○壳发痘疮

石榴皮 酸涩而温涩肠止泄痢崩带脱肛杀虫乌鬚能恋膈成痰积未尽者勿服○石榴治泻痢多食损肺坏齿○榴花千叶者治心热吐血衄血

香团 苦甘酸辛下气消食快膈化痰能去浊恶之气治饮酒人口气孕妇口淡不思食

花红 酸涩甘温生津治泄精水痢多食发热闭百脉

杨梅 酸甘温去痰止呕消食生津和利五脏能涤肠胃除恶气烧灰服断下痢甚验多食衄血

萱草 甘微凉去湿热通小便利胸膈明目○根利水气治淋浊吐衄

慈姑

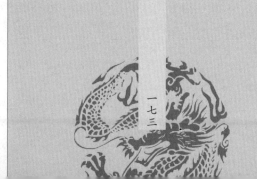

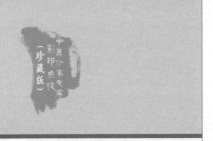

苦、甘，微寒。行血，能下石淋，治百毒。

胡荽 辛、温、香窜。避一切不正之气，发痘疮，疗沙疹，止头痛，通小腹气，及心窍，消谷利肠。○胡荽菜久食损精神，令人多忘，发腋臭。

萝卜 辛、甘、平。生食升气，熟食降气，化痰消食，散瘀，制面毒，豆腐毒。○菜辛、苦、温。功用略同。

胡萝卜 甘、平。宽中下气，散滞。

紫菜 甘、咸、寒。软坚，消瘿瘤积块，治热气烦塞咽喉。

蓬蒿菜 甘、辛、凉。和中消痰，利肠胃。

荠菜子 甘、平。去风热，明目。○花，治久痢，辟蚊蛾。

白菜 甘、平。利肠胃，除烦，消食下气，和中。○黄芽菜，尤益人。

油菜 辛、温。散血，消游风丹肿。○子，功用略同，治产难。○油，能杀虫。

黄花菜 甘、微苦、微

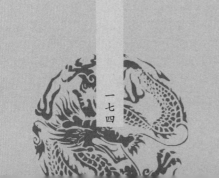

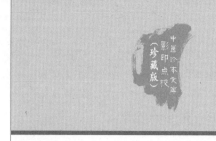

寒。通结气，利肠胃。

龙须菜 甘、寒，微咸。清热消瘿，利小便。

葫芦 甘、平而滑。利水，消肿胀。

茄子 甘、寒而利。散血宽肠，动风发病，能伤女人子宫。○茄根，散血消肿。

香芋 甘、辛、寒。熟食厚肠胃，止热嗽，研水生服，解药毒。

芋芳 辛、平、滑。宽胃口，通肠闭。

炊单布 菜名也。治坠马及一切筋骨损，或谓是久用炊布者非。

香蕈 甘、平。破血治风。○松蕈，治溲浊不禁。○土菌，甘、寒。烧敷疮疥。

蘑菇 甘、寒。理气化痰，益肠胃。

黄豆 甘、温。宽中下气，利大肠，消水肿，痘痈。○豆油辛、甘、热，涂疮疥。

豌豆 甘、平。属土，治吐逆泄痢，腹胀。

黎豆 甘、微苦、温。益气温中。

荞麦 甘、寒。

寒通結氣利腸胃

龍鬚菜 甘寒微鹹清熱消瘿利小便

葫蘆 甘平而滑利水消腫脹

茄子 甘寒而利散血寬腸動風發病能傷女人子宮○茄根散血消腫

香芋 甘辛寒熟食厚腸胃止熱嗽研水生服解藥毒

芋芳 辛平滑寬胃口通腸閉

炊單布 菜名也治墜馬及一切筋骨損或謂是久用炊布者非

香蕈 甘平破血治風○松蕈治溲濁不禁○土菌甘寒燒敷瘡疥

蘑菇 甘寒理氣化痰益腸胃

黃豆 甘溫寬中下氣利大腸消水腫痘癰○豆油辛甘熱塗瘡疥

豌豆 甘平屬土治吐逆泄痢腹脹

黎豆 甘微苦溫益氣溫中

蕎麥 甘寒

一七六

一七五

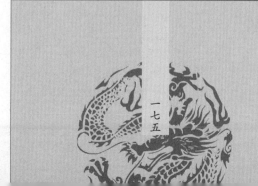

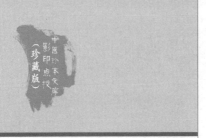

降气利肠，治肠胃沉积。

野麦 甘、平。滑肠，可救荒。

矿麦 甘，微寒。补中除热。

米醋 酸、苦、温。散瘀除癥，敛气血，消痈肿而损胃。

自然铜 辛、平。主折伤，续筋骨，散瘀，火煅醋淬，甘草水飞。

古文钱 辛、平。治目中障瘀，横产，五淋，亦可煮汁。

蜜陀僧 辛、平。镇惊劫痰，止血消积，杀虫疗肿毒，灭瘢黯，治疮痔。出银坑，今以倾银炉底代之。

白矾 酸、咸、寒。性涩而收，燥湿涌涎，化痰除风，止血，通二便，杀虫，除痼热，在骨髓生用。解毒多损心肺，伤胃。

绿矾 酸、凉、涩。收能燥湿，消积化痰，利小便，解毒杀虫，主治略同白矾。

煤炭 甘、辛、温。治气血痛，及痰痼，疮伤。中其毒者，以冷水解之。

无

（左栏 影印原文，竖排右起）

雜品

降气利肠，治肠胃沉积。

野麦 甘平。滑肠可救荒。

矿麦 甘微寒。补中除热。

米醋 酸苦温。散瘀除癥而损胃。

自然铜 辛平。主折伤，续筋骨，散瘀，火煅醋淬，甘草水飞。

古文钱 辛平。治目中障瘀，横产，五淋，亦可煮汁。

蜜陀僧 辛平。镇惊劫痰，止血消积，杀虫疗肿毒，灭瘢黯，治疮痔。出银坑，今以倾银炉底代之。

白矾 酸咸寒。性涩而收，燥湿涌涎，化痰除风，止血，通二便，杀虫，除痼热，在骨髓生用。解毒多损心肺，伤胃。

绿矾 酸凉涩。收能燥湿，消积化痰，利小便，解毒杀虫，主治略同白矾。

煤炭 甘辛温。治气血痛，及痰痼，疮伤。中其毒者，以冷水解之。

无

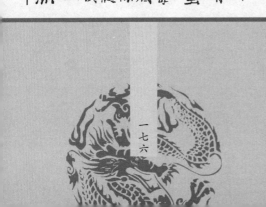

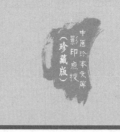

名异　甘、咸。和血生肌，治疮伤。

石燕　甘、凉。利窍行湿热，治淋带目障。

石蟹　咸、寒。明目，解金石药毒。

立春节雨水　甘、平。宜煎发散及补中益气药。又立春，清明二节，贮水，亦名神水，浸造诸风脾胃虚损丹丸，久留不坏。

小满、芒种、白露三节雨水　皆有毒，造药酿酒易坏，饮之生脾胃疾。

梅雨水　洗疮疥，灭瘢痕，入酱易熟。

端午午时雨水　宜造疟痢、疮疡、虫蛊诸丹丸。

神水　端午午时有雨，急伐竹竿中，必有水名，为神水。甘、寒，清热化痰，定惊安神。治心腹积聚，及虫病。

寒露、冬至、大寒、小寒四节雨水　宜浸造滋

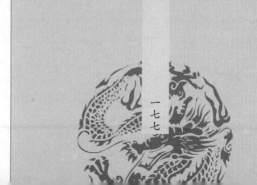

名異　甘鹹。治瘡傷。和血生肌。

石燕　甘凉。利竅行濕熱。治淋帶目障。

石蟹　鹹寒。明目。解金石藥毒。

立春節雨水　甘平。宜煎發散及補中益氣藥。又立春清明二節貯水亦名神水。浸造諸風脾胃虛損丹丸。久留不壞。

小滿芒種白露三節雨水　皆有毒。造藥釀酒易壞。飲之生脾胃疾。

梅雨水　洗瘡疥滅瘢痕。入醬易熟。

端午午時雨水　宜造瘧痢瘡瘍蟲蠱諸丹丸。

神水　端午午時有雨。急伐竹竿中。必有水名。為神水。甘寒。清熱化痰。定驚安神。治心腹積聚。及蟲病。

寒露冬至大寒小寒四節雨水　宜浸造滋

一六八

一七七

补药，及痰火积聚虫毒丹丸。

腊日雨水　与寒露、冬至、大寒、小寒雨水同。

液雨水　立冬后十日，为入液，至小雪为出液，能杀百虫，宜煎杀虫消积之药。

霜　甘、寒。解酒，热敷痱疮。

腊雪水　甘、寒。治时行瘟疫，伤寒火暍，抹痱。春雪有虫，不用。

冰　甘、寒。治伤寒，阳毒，昏迷，解烧酒毒。

潦水　甘、平。宜煎调脾胃、去湿热之药，降注雨水为潦淫雨，亦为潦。

半天河　竹篱头及空树穴中水也。甘、微寒。治鬼邪虫毒，洗疮。

东流水　性顺疾速，通膈下关，荡涤邪秽。

逆流水　性逆而倒上，宣吐痰饮。

井水　甘、凉。清热，助阴，平旦新汲者佳。

醴泉　甘、平。治鬼气，邪秽及心腹痼疾。

乳

穴水　近乳穴处流出之泉也。甘、温。久服肥健，能食体润，不老。

玉井水　有玉山内之泉水也。甘、平。久服体润，毛发不白。

温泉　辛、热、微毒。患癣疥、风癞、杨梅疮者，饮食入池久浴，取汗。

阿井水　甘、咸、平。性趋下，清而且重。治痰浊及逆上之痰，下膈止吐。

泉水　出山岩间者是也。甘、平。治霍乱烦闷，呕吐。山有毒草，恶石者，不可用。

海水　咸、微温，有小毒。浴风癣，吐下宿食，胪胀。

地浆　甘、寒。阴中之阴，治热毒中暍，解诸毒。

生熟汤　调和阴阳，治霍乱吐泻。

畜水　即作黄齑菜水也。酸、咸。吐痰饮宿食。

桑柴火　能助药力。凡一切补药诸膏，宜此火煎之。

栎炭火　力紧宜煅

穴水　近乳穴處流出之泉也。甘温。久服肥健。能食體潤。不老。

玉井水　有玉山內之泉水也。甘平。久服體潤。毛髮不白。

溫泉　辛熱微毒。患癬疥風癩楊梅瘡者。飲食入池久浴取汗。

阿井水　甘鹹平。性趨下。清而且重。治瘀濁及逆上之痰。下膈止吐。

泉水　出山岩間有毒草惡石者不可用。甘平。治霍亂煩悶嘔吐。山

海水　鹹微溫有毒。浴風癬。吐下宿食。臚脹。

地漿　甘寒。陰中之陰。治熱毒中暍。解諸毒。

生熟湯　調和陰陽。治霍亂吐瀉。

畜水　即作黃齏菜水也。酸鹹。吐痰飲宿食。

桑柴火　能助藥力。凡一切補藥諸膏。宜此火煎之。

櫟炭火　力緊宜煅

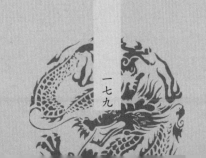

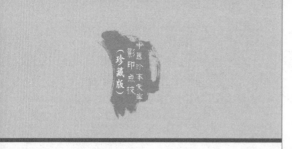

炼金石药。

煅炭火 力慢，宜烹炙焙百药丸散。

芦火 其力不强，不损药力，宜煎一切滋补药。

竹火 与芦火同。

灯火 去风解毒，通经。惟麻油、苏子油燃者可用，余皆损目，亦不治病。

灯花 止血生肉，敷金疮，治小儿夜啼。

黄土 甘、平。治泻痢热毒，兼解诸毒。

东壁土 甘、温。治瘟疫泄痢，疗疮癣。将东壁得初日烘炙少火之气壮，取真火所照之土，引真火发生之气，以补土胜湿。或用南壁土，取离火所照之气，用西壁土，取西方收敛之气，皆借气以补脾胃也。

伏龙肝 多年灶心黄土，对釜穴下者是也。辛、温。功专去湿，亦能调中止血，消肿催生。

釜脐墨 辛、温。止血消积，治血

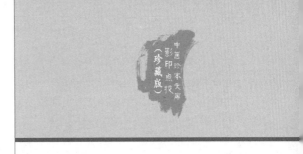
病蛊毒，伤寒阳毒，涂金疮。

百草霜　灶突上烟煤也。辛、温。止血消积，治血病及伤寒，阳毒，口舌诸疮。

梁上尘　辛、苦、微寒。止血消积。治噎膈中恶，小儿软疮。烧令烟尽，筛取末用。

墨　辛、温。止血生肌，涂痈肿。

鹅　甘、温、有毒。发疮动风，火熏者尤甚。○血治反胃噎膈。○蛋，甘、温，补中益气。

鸽　咸、平。解药毒，治疮癣，及人马久患疥，白色者入药。○蛋，解疮毒痘毒。○屎，名左盘龙，治痞块阴毒，人马疮疥。野鸽者尤良。

白丁香　苦、温、微毒。消积，治疝瘕，积胀，疮疽，咽喋，齿目诸病。

象皮　治金疮，长肌肉，外用。

猫胞　甘、酸、温。治反胃吐食。○肉，治劳痊鼠瘘虫毒。

猪獾　甘、酸、平。长肌肉，治劳热水胀。

肉甘瘡微痞蛋甘反用取舌陽病
治酸疽毒塊解温胃 末諸毒蛊
勞温咽消陰癰補癰 噎毒塗毒
痊治喋積毒毒膈毒墨喙口金傷
鼠反齒治人痘中人梁辛諸瘡寒
瘘胃目馬痘益馬上溫瘡百陽
虫噎諸久毒氣瘕塵止蛋草毒
毒膈病患○○諸辛血甘霜
○○疥瘡馬積苦生溫灶
屎蛋白毒久○微肌補突百
名解丁○患野寒中上草
左瘡香屎疥鴿○益煙霜
盤毒苦名白 止氣煤
龍痘溫左色 血鵝也
治毒微盤者 消甘辛
痞○毒龍入 積溫溫
塊肉消治藥 治有止
陰治積痞 噎毒血
毒勞治塊 膈發消
人熱疝陰 鵝瘡積
馬水瘕毒 血動治
瘡脹積人 治風血
疥肌脹馬 反火病
野肉瘡瘡 胃熏及
鴿治疽疥 噎者傷
者勞咽○ 膈尤寒
尤熱喋野 ○甚阳
良水齒鴿 蛋○毒
白脹目者 甘血口
丁○諸尤 溫治舌
香肉病良 補反諸
苦治象象 中胃瘡
溫勞皮皮 益噎燒
微痊治治 氣膈令
毒鼠金金 ○烟
消瘘瘡瘡 蛋盡
積虫長長 解筛
猫毒肌肌 瘡取
胞猪肉肉 毒末
甘獾外外 痘用
酸甘用用 毒墨
溫酸 辛
治平 溫
反長 止
胃肌 血
吐肉 生
食治 肌
○勞 涂
肉熱 痈
治水 肿
勞脹

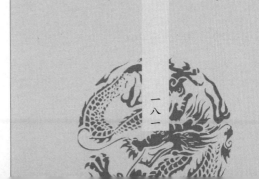

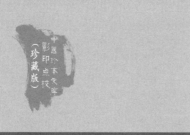

狗獾　甘酸平補中益氣小兒疳瘦者宜食之

獺肝　甘鹹溫治傳尸癆疔魚骨哽○肉甘鹹寒治骨蒸血熱便秘消陽氣

豭鼠矢　甘微寒治傷寒勞復陰易腹痛兩頭尖者為雄鼠矢○膽明目治聾○肉治兒疳鼠瘻

白蠟　甘溫止血生肌補虛續筋骨

原蠶砂　二蠶矢也辛甘溫去風燥濕治風濕諸病炒熨患處亦良

壁錢　即蟢子窠治喉痹蟲牙痛及瘡口不斂

緋帛　治惡瘡腫毒作膏用又敷小兒臍未落時腫痛○五色帛治墮馬及一切筋骨損拭盜汗

鱭魚　甘溫無毒發疥助火動痰

鱸魚　甘平有小毒和腸胃治水氣發瘡腫安胎

鱖魚　甘平無毒益氣

雜品

狗獾　甘、酸、平。补中益气，小儿疳瘦者，宜食之。

獭肝　甘、咸、温。杀虫，治传尸痨，疗鱼骨哽。○肉，甘、咸、寒。治骨蒸血热，便秘，消阳气。

豭鼠矢　甘、微寒。治伤寒劳复，阴易腹痛。两头尖者，为雄鼠矢。○胆，明目治聋。○肉，治儿疳鼠瘘。

白蜡　甘、温。止血生肌，补虚，续筋骨。

原蚕砂　二蚕矢也。辛、甘、温。去风燥湿，治风湿诸病，炒熨患处，亦良。

壁钱　即蟢子窠。治喉痹虫牙痛，及疮口不敛。

绯帛　治恶疮肿毒作膏用，又敷小儿脐未落时肿痛。○五色帛治堕马及一切筋骨损，拭盗汗。

鲥鱼　甘、温，无毒。发疥，助火动痰。

鲈鱼　甘、平，有小毒。和肠胃，治水气发疮肿，安胎。

鳜鱼　甘、平，无毒，益气

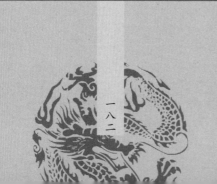

力，补虚。去腹内恶血小虫，治肠风泻血。

鲇鱼 疗水肿，利小便，治口眼㖞斜，非佳品也。勿多食。

黄颡鱼 甘、平，微毒。发疮疥，消水肿，利小便，反荆芥，害人。

河豚鱼 甘、温，有大毒。味虽美，修治失法，常杀人。

比目鱼 甘、平，无毒，补虚，益气力，多食动气。

金鱼 甘、咸、平，治久痢。

海蛇 咸、平，治妇人积血，小儿风疾。

瓦楞子 甘、咸、平。消痰，破血癖。

人骨 治骨病臁疮，能接骨。取焚弃者胎骨有毒，服之伤生。

脐带 止疟，解胎毒，敷脐疮。

指甲 性平，治难产，去目中翳障，取孕妇指上者。

口津唾 甘、咸、平，辟邪明目，消肿毒。

月水 咸、热而毒，解毒箭，治女劳复。○月经衣，熨金疮

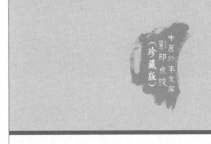

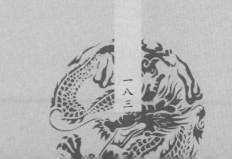

一八三

血涌，烧服，治虎狼伤及箭镞入腹。

裈裆　洗汁，治女劳复，烧灰治阴阳易。男病用女，女病用男，取近阴处者。

攻

莞花　苦、辛，微寒。行水，破积聚癥瘕，荡涤肠胃饮食痰饮，治伤寒温疟。

败蒲　草名也。破血，治霍乱恶疮，跌扑瘀血。

藜芦　辛、寒，至苦。治虫毒喉痹杀虫，入口即吐，风痫症用之，服后吐不止者，饮葱汤即止。与酒同用，杀人。

菌茹　辛、寒。破血排脓，蚀恶肉，杀疥虫。

常山　辛、苦、寒。性猛烈，能引吐，行水，祛痰饮，截疟。与甘草同用，或生用多用则吐。若酒浸，炒透，但用钱许，未见其吐也。

马鞭草　苦、微寒。破血消胀，杀虫，治癥瘕

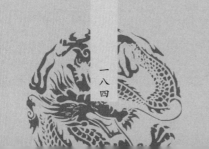

疽毒。

使君子　甘、温，杀虫，治小儿疳积，多食伤脾，食后饮热茶作泻。

天名精　辛、甘、寒。破血吐痰，泻热解毒。○根，名杜牛膝，功用相同，洗痔良。

刘寄奴　苦、温。破血下胀，除癥，止金疮血，多服令人吐利。

续随子　辛、温。行水破血，解毒，利肠，长于利水，而攻击猛鸷，虚者勿服。研去油用。

凤仙子　微苦，温。软坚透骨，通窍。治产难，骨哽，消积块，最能损齿，与玉簪根同。○花，甘、温而滑。活血消积，治蛇伤。○根、叶，苦、甘、辛。散血软坚，治杖扑肿痛，鸡鱼骨哽，及误吞铜钱。

蓖麻子　辛、甘、热。能开通诸窍经络，出有形滞物，利水气，拔毒，外用屡效。内服宜慎，食蓖麻，一生不得食炒豆，犯之胀死。

大枫

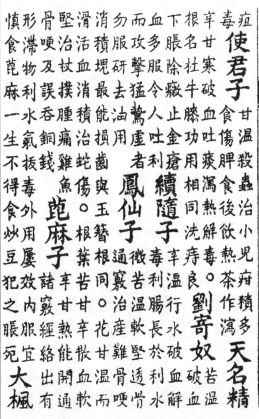

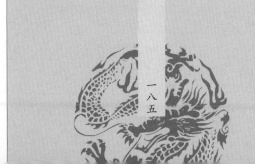

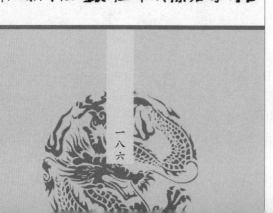

子　辛、热。治疮疥，杀虫劫毒。

杉木　辛、温。洗毒疮漆疮，除心腹胀满，脚气肿痛。

柞木　苦、平。下行利窍，催生用旧凿柄上卷转者，尤佳。

肥皂　辛、温。泻热毒，除风湿，去垢腻，疗痒毒。

干漆　辛、温、毒烈。功专行血，杀虫，破年深积滞瘀血。炒至烟尽用，得蟹则成水。

八角金盘　苦、辛、温、毒。其气猛烈，疗麻痹，打扑瘀血。

莱菔子　辛、温。破气，生用能吐风痰，散风寒。炒熟治喘嗽下痢，消食止痛，其治痰有冲墙倒壁之功。

银硃　辛、温，燥烈。破积滞，劫痰涎，兼疗疮疥，杀虫虱。

水银　辛、寒，阴毒。性滑重，直入肉，功专杀虫，解五金毒，堕胎绝孕。同枣肉，人唾研则碎。

石灰　辛、温，毒烈。燥湿散血，生肌，

灭瘢疵，杀疮虫，风化者良。
○古矿灰，火毒已出，治顽
疮，敛疮口。

砒石　辛、苦、酸。大
热大毒，燥胸膈之痰，可作
吐药，杀虫。出信州锡之苗
也。炼者，名砒霜，尤烈。

礜石　辛、大热而毒。
攻寒积，性气与砒石相近。

硇砂　咸、苦、辛、热。
消食破癥，热毒之性，能烂
五金，化人心为血。

消石　辛、苦、微咸，
大热。毒烈，破积散坚。

碱　辛、苦、涩、温。
消食磨积，去垢除痰，点痣
疣，发面。

䗪虫　咸、寒、有毒。
搜剔血积，接折伤，治木舌，
通乳。

蝼蛄　咸、寒。性急有
毒，行水，腰以前甚涩，能
止二便。腰以后甚利，能通
二便。

水蛭　咸、苦、平，有
毒。破血，治恶血积聚，及
丹毒，可染须。

斑猫　辛、寒、毒。专
走下窍，逐败物，治石淋，
瘰疬溃肉，堕胎下。

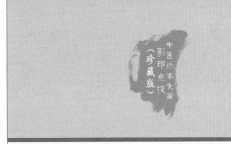

减瘢疵，杀瘰虫，风化者良。○古矿灰，火毒已出，治顽疮，欿疮口。
砒石　辛、苦、酸。大热大毒，燥胸膈之痰，可作吐药，杀虫。出信州锡之苗也。炼者，名砒霜，尤烈。
礜石　辛、大热而毒。攻寒积，性气与砒石相近。
硇砂　咸、苦、辛、热。消食破癥，热毒之性，能烂五金，化人心为血。
消石　辛、苦、微咸，大热。毒烈，破积散坚。
鹼　辛、苦、涩、温。消食磨积，去垢除痰，点痣疣，发面。
䗪虫　咸、寒、有毒。搜剔血积，接折伤，治木舌，通乳。
螻蛄　咸、寒。性急有毒，行水，腰以前甚涩，能止二便。腰以后甚利，能通二便。
水蛭　咸、苦、平，有毒。破血，治恶血积聚，及丹毒，可染须。
斑猫　辛、寒、毒。专走下窍，逐败物，治石淋，瘰癧溃肉，堕胎下。

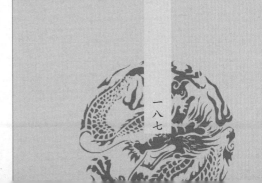

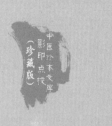

猘犬毒，外用食死肌，敷疮疥。

蜂房 甘、平，有毒。杀虫，治痈疽，惊痫牙痛

鼠妇 酸、温，微寒。治气癃月闭，血瘕，寒热，利水道，堕胎

蛴螬 咸、微寒，有毒。治血瘀，痹气，胁下坚满，破折金疮，下乳，疗目疾，以背反行者，真。

蜣螂 酸、寒，有毒，主癫痫，腹胀寒热，奔豚，疗疮，堕胎。

蛇蜕 甘、咸而毒，性窜，善去风，能杀虫，辟恶，皂荚水洗，炙用。

牙齿 咸、热，有毒。为痘疮劫剂。

散

开金锁 苦、平。祛风湿。

谷精草 辛、温，轻浮，明目，兼治头风喉痹。

木贼草 甘、苦、平。治目疾，有升散火郁风湿之功。去节，能发汗，多服损肝。

青箱子

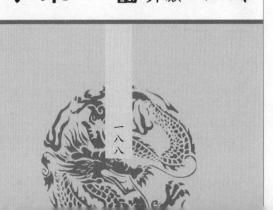

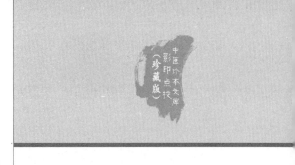

苦、微寒。除风热，治目疾，瞳子散大者，勿服。

决明子 甘、苦、咸、平。祛风热，治目疾，作枕能去头风。

蔓荆子 苦、辛、平。升散搜风，通利九窍，治头面风虚之症。

蝉退 甘、寒、轻、清。散风热，发痘疹，退目翳。治皮肤疮癣，及小儿夜啼。○蚱蝉，去热，治小儿惊痫，夜啼。又能下胞胎。

寒

角蒿 辛、苦，有小毒。治恶疮有虫，及口齿疮。

蚤休 苦、微寒。专理痈疽，除虫蛇毒，兼治惊痫。

大蓟 甘、苦、凉。破血退热，治吐衄肠痈。○小蓟功用相同，而力微。

紫花地丁 辛、苦、寒。泻热解毒，治疮疽。

白蔹 苦、辛、甘、寒。除热火毒，散结气，治疮

一八〇

能去

蔓荆子 苦辛平升散搜风通利

头面风虚之症 蝉退甘寒轻清散风热发痘疹退目翳治皮肤疮癣及小儿夜啼又

决明子 甘苦咸平祛风热治目疾作枕能去头风

头风○蚱蝉去热治小儿惊痫夜啼

疾瞳子散大者勿服

苦微寒除风热治目疾

轻清散风热发痘疹

小儿夜啼○蚱蝉去热治小儿惊痫夜啼

能下胞胎

（寒）角蒿 辛苦有小毒治恶疮有虫及口齿疮 蚤休 苦微寒专理痈疽除虫蛇毒兼治惊痫

毒薰治

大蓟 甘苦凉破血退热治吐衄肠痈○小蓟功用相同而力微

花地丁 辛苦寒泻热解毒治疮疽

白蔹 苦辛甘寒除热火毒散结气治疮

紫

一八九

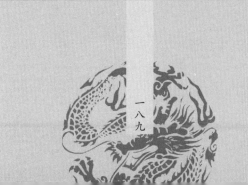

疽，敛疮方中多之。○赤蔹，功用同。

元宝草　辛、寒。补阴，治吐血衄血。

金星草　苦、冷。泻热消肿毒，治痈疽，并解丹石毒。

雀梅叶　酸、寒。泻热解毒，能治乳痈便毒。

大鳖子　苦、微甘。治泻痢疮毒，生肌除胬，专入外科。○番木鳖，治喉痹，消痞块。

万年青　甘、苦、寒，治咽喉急闭，捣汁入醋用。○子，可催生。

雪里青　苦、大寒。捣汁，治咽喉急闭。

淡竹叶　甘、淡、寒。利小便，除烦热，有走无守。茎叶似竹非竹叶也。

冬葵子　甘、寒、淡、滑。润燥，利二便，通营卫，消水肿，滑胎。○根叶同功。○蜀葵花寒，润滑利，治淋带，气血燥。

鸡冠花　甘、凉。治痔漏下血，痢疾崩带。○子治肠风，功用略同。

冬葵子　甘寒淡滑润燥利二便通营卫消水肿滑胎○根叶同功○蜀葵花寒润滑利治淋带气血燥

雞冠花　甘凉治痔漏下血痢疾崩带○子治肠风功用

萬年青　甘苦寒治咽喉急闭捣汁入醋用○子可催生

木鱉子　甘微甘入外科治泻痢疮毒生肌除胬专○番木鱉治喉痹消痞块

草　苦冷泻热消肿毒治痈疽并解丹石毒

疽敛疮方中多之○赤蔹功用同

元寶草　辛寒补阴治吐血衄血

金星

雀梅葉　酸寒泻热解毒能治乳痈便毒

雪裏青　苦大寒捣

淡竹葉　甘淡寒利小便除烦热有走无守茎叶似竹非竹叶也

雜品
一九一
一九○

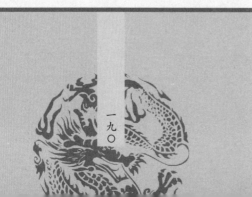

苗治疮痔，及血病。

山慈姑　甘、寒、微辛。清热散结，解毒。

景天　苦、酸、寒。纯阴之品，独入离宫，专清热毒，疗火丹游风。

海苔　咸、寒。软坚，消瘿瘤结气。

海藻　苦、咸、寒。软坚泻热，消瘿瘤结核，及痰水湿热。

海带　下水消瘿，功同海藻。

昆布　功同海藻，性雄而滑，治瘤噎膈，顽痰积聚。

侧柏叶　苦、寒、燥、涩。最清血分湿热，治一切血症风湿诸痹，历节风痛。〇柏皮，治火灼烂疮，长毛发。

山茶花　甘、寒、微辛、凉血。治吐衄，用红者。

胡桐泪　苦、咸、大寒。入骨泻热，软坚杀虫，治咽喉口齿诸病。

棕榈　苦涩泄热，收脱，烧黑，能止远年下血。

梓白皮　苦、寒。除热，去三虫，治目疾。

甘

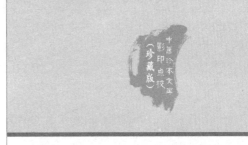

榈黑能止遠年下血　棕榈苦澀泄熱收脫燒黑能止遠年下血

梓白皮三蟲治目疾　梓白皮苦寒除熱去三蟲治目疾　甘

用苦澀泄熱收脫燒黑能止遠年下血

治紅者　山茶花甘寒微辛涼血治吐衄用紅者

〇柏皮治火灼爛瘡長毛髮　側柏葉苦寒燥澀最清血分濕熱治一切血症風濕諸痹歷節風痛

吐衄

切血症風濕諸痹歷節風痛

海藻苦鹹寒軟堅瀉熱消瘿瘤結核及痰水濕熱　海帶下水消瘿功同海藻　昆布功同海藻性雄而滑治瘤噎膈頑痰積聚

噎膈頑痰積聚

結核及痰水濕熱

寒軟堅消瘿瘤結氣　海苔鹹寒軟堅消瘿瘤結氣

熱毒獨入離宮專清熱毒療火丹遊風　景天苦酸寒純陰之品獨入離宮專清熱毒療火丹遊風

品及血病　山慈姑甘寒微辛清熱散結解毒

苗治瘡痔及血病

胡桐淚苦鹹大寒入骨瀉熱軟堅殺蟲治咽喉口齒諸病

一八二

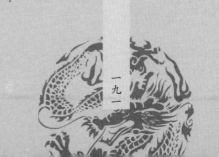

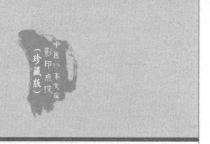

李根皮　大寒。治心烦消渴，气逆奔豚。

木槿　苦、凉。泻热活血，润燥，治虫癣，作饮服，令人得睡。

紫参　苦、辛、微寒。除肠胃大热，利窍，通二便，益精，去心腹积聚，肠中聚血，疗疮肿，治痢。

樗根皮　苦、寒、燥、湿。胜热涩肠，入血分而涩血，兼去肺胃陈痰。治湿热诸病，有断下之功。

椿皮　功用与樗皮相仿，而力稍逊，入丸散，不入汤剂。

乌柏皮　苦、凉。性沉而降，利水通肠，泻热毒。

西瓜　甘、寒。解暑清热，利便，多食伤脾，助湿。

菱　甘、寒。清暑安中，多食损阳气，令人腹胀，服暖姜酒即解。

茶　苦、甘，微寒。肃清上膈，下气消食，去痰热，除烦渴，清头目，醒昏睡，能清神解酒，食油腻烧炙之毒，止痰厥头痛，与

一九二

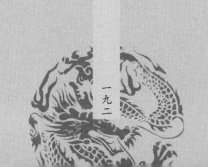

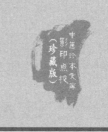

姜同煎，治痫，并能消暑。

孩儿茶　以茶末埋土后，熬成者，苦涩微寒。清上膈热，化痰生津，止血收湿，涂疮肿。

荸脐　甘寒而滑，消食攻积，除胸中实热，能毁铜。

水芹　甘、平。去伏热风热，利肠，治崩带，黄病。

旱芹　甘、寒。除烦热，散结，下瘀血，止霍乱。

苋菜　甘、冷。除热，通九窍，利肠滑胎，治痫，忌与鳖同食。○子，祛肝风客热，明目。

马齿苋　酸、寒。散血祛风，杀虫利肠，滑产。治疮亦忌鳖。○子，明目。

菜瓜　甘、寒。利肠胃，去烦热。

黄瓜　甘、寒。清热，利水道。

王瓜　即土瓜根，苦、寒，泻热利水，行血滑肠。治天行热疾，主治略似瓜蒌。惟实热壅滞者，宜用之。

鱼腥草　辛、微寒。泻热解毒，治疮断

菜苋　甘平微冷。收湿津止血痰　并能消暑治痢　孩儿茶以茶末埋土后熬成者苦涩微寒清上膈热化痰生津止血收湿涂疮肿　荸脐甘寒而滑消食攻积除胸中实热能毁铜　旱芹甘寒除烦热散结下瘀血止霍乱　马齿苋酸寒散血祛风杀虫利肠滑产治疮亦忌鳖○子明目　水芹甘平去伏热风热利肠治崩带黄病　苋菜甘冷除热通九窍利肠滑胎治痫忌与鳖同食○子祛肝风客热明目　黄瓜甘寒清热利水道　菜瓜甘寒利肠胃去烦热　王瓜即土瓜根苦寒泻热利水行血滑肠治天行热疾主治略似瓜蒌惟实热壅滞者宜用之　鱼腥草辛微寒泻热解毒治疮断

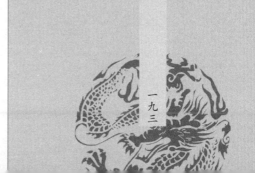

蔓菁子　苦、辛、平。泻热利水，明目解毒，敷疮疽。○根，解酒毒，涂热毒。○叶，消食下气。

蕨　甘、寒、滑。去暴热，利水，亦可澄粉食。

海粉　甘、咸、寒、润。化坚顽热诸痰，消瘿瘤积块。治烦热，养阴气。

酱　咸、冷、利。解药食，汤火诸毒，宜用豆酱。

凝水石　辛、咸、大寒。能治时气，热盛。

鹊　甘、寒。消结热，去风通淋，用雄者。

马肉　辛、苦、冷。有毒，不宜食。○白马溺辛、寒。杀虫消癥。

兔屎　辛、平。杀虫明目，解毒，治瘰疬疮痔。○肉，凉血解热毒，利肠。

五谷虫　寒，治热病毒痢，疗疳。

蜗牛　咸、寒。清火解热，治喉痹痔漏，小儿惊痫，解蜈蚣毒。○蜒蚰，治疮毒，涂热毒痔漏，解蜈蚣毒，尤良。

白颈蚯蚓　咸、寒而性

痔疾。○蔓菁子　苦辛平。泻热利水，明目解毒，敷疮疽。○根，解酒毒，涂热毒。○叶，消食下气。

蕨　甘寒滑。去暴热，利水，亦可澄粉食。

海粉　甘咸寒润。化坚顽热诸痰，消瘿瘤积块。治烦热，养阴气。

酱　咸冷利。解药食，汤火诸毒，宜用豆酱。

凝水石　辛咸大寒。能治时气，热盛。

鹊　甘寒。消结热，去风通淋，用雄者。

马肉　辛苦冷。有毒，不宜食。○白马溺辛寒。杀虫消癥。

兔屎　辛平。杀虫明目，解毒，治瘰疬疮痔。○肉，凉血解热毒，利肠。

五谷虫　寒，治热病毒痢，疗疳。

蜗牛　咸寒。清火解热，治喉痹痔漏，小儿惊痫，解蜈蚣毒。○蜒蚰，治疮毒，涂热毒痔漏，解蜈蚣毒，尤良。

白颈蚯蚓　咸寒而性

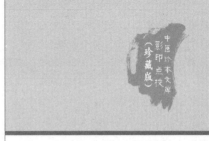

下行。泻热利水，治大热，疗肾风，脚气。○蚯蚓泥，甘、寒。泻热，解毒，治久痢肿毒。

蚌粉 咸、寒。解热燥湿，化痰消积，明目止痢，止呕。○肉，咸、冷。功用相仿，兼治崩带痔瘘。

蚬粉 与蚌粉同功。○肉，亦与蚌肉同。

蛔壳 咸、大寒。洗鹤膝风，涂湿烂疮。

田螺 甘、大寒。利湿清热，能引热下行，通二便，治毒痢，目赤，痔疮。

螺蛳 甘、寒。泻热，利二便，明目下水。○壳，泻湿热，治痰饮积，胃脘痛，及疮痔，汤火伤，取泥中及墙上年久者。

海蛳 咸、寒。泻热，治瘰疬，结核，宽胸。

蟹 咸、寒。散血除热，通经，续筋骨，伤血动风。○蟹爪坠胎。

人中白 咸、凉。降火散瘀，治劳热，疮痔。

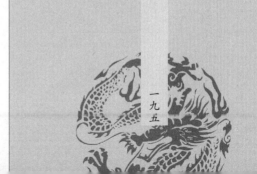

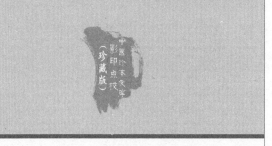

左列（影印原文）：

熱

草烏頭　辛苦大熱搜風勝濕開頑痰治頑瘡以毒攻毒頗勝川烏然毒無所制不可輕投薑汁炒或豆腐煮

胡椒　辛大熱溫中快膈下氣消痰解毒治胃寒吐水齒痛最能僭上

畢澄茄　即胡椒之大者乃一類二種也主治略同

虎骨　辛溫屬金而制木追風健骨定痛辟邪治頭風驚痛用頭骨手足風用脛骨〇肉酸平益氣力止唾辟精魅〇肚治反胃睛治小兒夜啼〇爪辟邪鬼

附餘

人參丹參沙參苦參元參紫參細辛芍藥皆與藜蘆相反大戟芫花甘遂海藻皆與

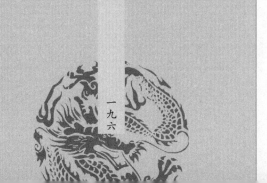

右列（點校本）：

热

草乌头　辛、苦、大热。搜风胜湿，开顽痰，治顽疮，以毒攻毒，颇胜川乌。然毒无所制，不可轻投，姜汁炒或豆腐煮。

胡椒　辛、大热。温中快膈，下气消痰解毒。治胃寒吐水，齿痛，最能僭上。

毕澄茄　即胡椒之大者，乃一类二种也。主治略同。

虎骨　辛、温。属金而制木，追风健骨，定痛辟邪。治头风惊痛，用头骨。手足风，用胫骨。〇肉，酸、平。益气力，止唾，辟精魅。〇肚，治反胃。睛，治小儿夜啼。〇爪，辟邪鬼。

附余

人参、丹参、沙参、苦参、元参、紫参、细辛、芍药，皆与藜芦相反。大戟、芫花、甘遂、海藻，皆与

甘草相反半夏瓜蔞貝母白蘞白芨皆與
烏頭相反石決明反雲母硫黃反芒硝烏
頭反犀角水銀反砒霜巴豆反牽牛丁香
反鬱金芒硝反三稜肉桂反石脂藜蘆反
酒黃顙魚反荊芥蔥韭與蜜俱相反醋與
蛤肉相反牛乳與酸物生魚相反人參畏
五靈脂狼毒畏蜜陀僧猬皮與桔梗麥冬
相惡之類大抵相反則彼我交仇不宜合
用非比相畏相惡尚可制伏也
按人參畏五靈脂惡皂莢反藜蘆而東垣

甘草相反。半夏、瓜蒌、贝母、白蔹、白芨，皆与乌头相反。石决明反云母；硫黄反芒硝；乌头反犀角；水银反砒霜；巴豆反牵牛；丁香反郁金；芒硝反三棱；肉桂反石脂；藜芦反酒；黄颡鱼反荆芥；葱、韭与蜜俱相反；醋与蛤肉相反；牛乳与酸物、生鱼相反。人参畏五灵脂；狼毒畏蜜陀僧；猬皮与桔梗、麦冬相恶之类。大抵相反，则彼我交仇，不宜合用，非相畏、相恶，尚可制伏也。

【按】人参畏五灵脂，恶皂荚，反藜芦。而东垣

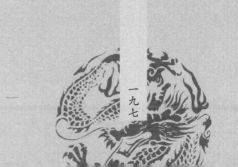

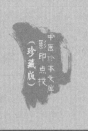

交泰丸用人參皂莢是惡而不惡也古方
療月閉四物湯加人參五靈脂是畏而不
畏也又治痰在胸膈人參藜蘆同用而取
其涌越是激其怒性也又甘草反大戟芫
花甘遂海藻而胡洽治痰癖十棗湯以芫
花大戟甘遂煎棗湯入藥末加甘草東垣
治結核甘草與海藻同用丹溪治勞瘵甘
草與芫花同用又黃芪畏防風而玉屏風
散防風與黃芪同用牛黃惡龍骨而龍骨
得牛黃反良非洞奧達權不能知也

交泰丸，用人参、皂荚，是恶而不恶也。古方疗月闭，四物汤加人参、五灵脂，是畏而不畏也。又治痰在胸膈，人参、藜芦同用，而取其涌越，是激其怒性也。又甘草反大戟、芫花、甘遂、海藻，而胡洽治痰癖十枣汤，以芫花、大戟、甘遂煎枣汤入药，末加甘草。东垣治结核，甘草与海藻同用。丹溪治劳瘵，甘草与芫花同用。又黄芪畏防风，而玉屏风散，防风与黄芪同用。牛黄恶龙骨，而龙骨得牛黄反良。非洞奥达权不能知也。

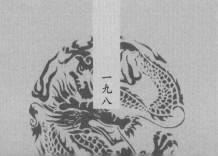

凡药根升而梢降。

五味主用：苦泄、甘缓、酸收、咸软、淡渗泄、辛散、辛甘发散，为阳酸苦涌泄为阴。

苦药平升，微寒平亦升，甘辛药平降，甘寒泻火，苦寒泻湿热，苦甘寒泻血热。

味之薄者，阴中之阳，酸、苦、咸、平是也。味之厚者，阴中之阴，酸、苦、咸、寒是也。气之厚者，阳中之阳，辛、甘、温、热是也。气之薄者，阳中之阴，辛、甘、淡、平、凉寒是也。

大毒治病，十去其六；常毒治病，十去其七；

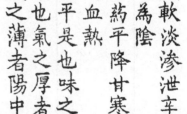

凡藥根升而梢降
五味主用苦泄甘緩酸收鹹軟淡滲泄辛
散辛甘發散為陽酸苦涌泄為陰
苦藥平升微寒平亦升甘辛藥平降甘寒
瀉火苦寒瀉濕熱苦甘寒瀉血熱
味之薄者陰中之陽酸苦鹹平是也味之
厚者陰中之陰酸苦鹹寒是也氣之厚者
陽中之陽辛甘溫熱是也氣之薄者陽中
之陰辛甘淡平涼寒是也
大毒治病十去其六常毒治病十去其七

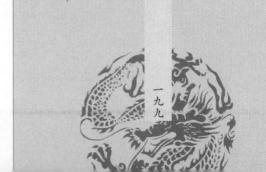

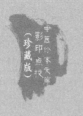

小毒治病十去其八無毒治病十去其九毋太過也

小毒治病，十去其八；无毒治病，十去其九。毋太过也。

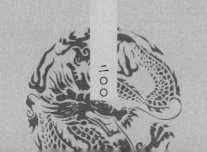

同名附考

草类

粉沙参　即土参，出江浙。

救穷草　即黄精，似玉竹者，俗呼玉竹，黄精又一种，似白芨，俗呼白芨，黄精，又呼山生姜。

萎蕤　即玉竹。

野白术　俗呼天生术。

定风草　即天麻茎，名赤箭。

甜桔梗　即荠苨，一名空沙参，乃一类二种也。

仙灵脾　一名淫羊藿。

胡王使者　即羌活。

山漆　亦作三七，略似人参，俗呼参三七。

野丈人　即白头翁，亦名胡王使者。

枯芩　黄芩之中空者，

同名　

草類

粉沙參　即土參，出江浙

救窮草　即黄精，似玉竹者，俗呼玉竹，黄精又一種，似白芨，俗呼白芨，黄精，又呼山生姜

萎蕤　即玉竹

野白朮　俗呼天生朮

定風草　即天麻莖，一名赤箭

甜桔梗　即薺苨，乃一類二種也

仙靈脾　一名淫羊藿

胡王使者　即羌活

山漆　亦作三七，略似人參，俗呼參三七

野丈人　即白頭翁，亦名胡王使者　枯芩　黄芩之中空者

一九三

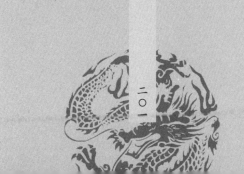

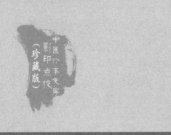

亦名片芩。

条芩　黄芩之中实者，亦名子芩。

鹤虱　即天名精子。

兰草　亦名大泽兰，俗呼省头草、兰泽草、香草。盖兰草、泽兰一类二种也。

芎劳　川产者佳，故称川芎。

蓬莪荗　即莪术，一名蓬术，亦作蓬莪茂。

金盏银堂　即王不留行。

莎草根　即香附。

青木香　即广木香。

缩砂蔤　即砂仁。

草果　亦名草豆蔻。

肉豆蔻　一名肉果。

荜茇　茇，一作拨。

假蘇　即荆芥。

补骨脂　一名破故纸。

薄苛　一作薄荷

龙脑薄荷　一名鸡苏，亦名水苏。

红豆蔻　即良姜子。

唻唻草　一名白米饭草，亦名糯米饭草。

红蓝花

九四

二〇二

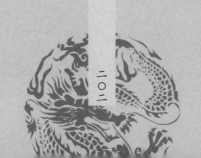

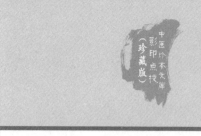

即红花。

扁竹　一名萹蓄。

瞿麦　俗呼其花为洛阳花。

黄花果　即佛耳草，一名鼠麹草。

鳢肠　即旱莲草，一名金陵草。

女苑　即紫苑（菀）之白者。

草决明　一名青箱子，野鸡冠子也。

茺蔚　即益母草。

棉花　即木棉。

乌头　即附子之母附生者，为附子细长者，为天雄连生者，为侧子尖，名乌附尖。

乌喙　即草乌头。

虎掌　即南星为末，牛胆名胆星。

黑丑　即牵牛子之黑者。

大力子　即牛旁子，一名鼠黏子，又名恶实。

白鹤仙　即玉簪。

地松　即天名精，一名活鹿草，又名虾蟇蓝。

杜牛膝　即天名精根。

乌翣　一名射干，又名乌扇。

贯

即红花　扁竹一名萹蓄　瞿麦俗呼其花为洛阳花　黄花果即佛耳草一名鼠麹　鳢肠即旱莲草一名金陵草　茺蔚即益母草　棉花即木棉　乌头即附子之母附生者为附子细长者为天雄连生者为侧子尖名乌附尖　乌喙即草乌头　虎掌即南星为末牛胆名胆星　黑丑即牵牛子之黑者　大力子即牛旁子一名鼠黏子又名恶实　白鹤仙即玉簪　地松即天名精一名活鹿草又名虾蟇蓝　杜牛膝即天名精根　乌翣一名射干又名乌扇　贯

同名

一九五

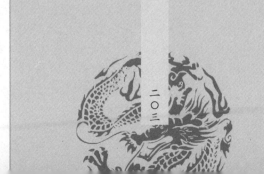

一九六

眾 一作
管仲

千金子 即續隨子

重樓金線 一名蚤休

生軍 即大黄之生用者如製熟名製軍大黄極寒硫黄極熱故並號將軍

凌霄花 即紫葳花

蜀黍 即常山莖葉

急性子 即鳳仙子其花亦名金鳳花

野天門冬 即百部

過山龍 即茜草

忍冬藤 即銀花藤葉

金銀花 亦呼銀花

土青木香 即馬兜鈴根

栝樓 俗作瓜蒌

花粉 即瓜蒌根

交藤 即何首烏赤者外科稱為瘡帚

木通 古稱通草

通草 古稱通脫木

番萊菔子 即胡盧巴

骨碎補 即猴薑俗稱申薑

旋花 即旋葍亦

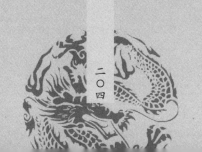

众 一作管仲。

千金子 即续随子。

重楼金线 一名蚤休。

生军 即大黄之生用者，如制熟名制军。大黄极寒，硫黄极热，故并号将军。

凌霄花 即紫葳花。

蜀黍 即常山茎叶。

急性子 即凤仙子，其花亦名金凤花。

野天门冬 即百部。

过山龙 即茜草。

忍冬藤 即银花藤叶。

金银花 亦呼银花。

土青木香 即马兜铃根。

栝楼 俗作瓜蒌。

花粉 即瓜蒌根。

交藤 即何首乌赤者，外科称为疮帚。

木通 古称通草。

通草 古称通脱木。

番莱菔子 即胡卢巴

骨碎补 即猴姜，俗称申姜。

旋花 即旋葍，亦

名鼓子花，其花不作瓣状，如军中所吹鼓子，故名。千叶者，似牡丹，俗呼缠枝牡丹。

金沸草　一名旋覆花。

木斛　即石斛，味苦者。

芣苢　即车前子。

慎火草　一名景天，俗呼火焰草。

血见愁　一名地锦，俗称血竭，又名酱瓣草。

蜀葵子　即冬葵子。

仙遗粮　即土茯苓，呼冷饭团。

卷耳　即苍耳子，一名菓耳，又名羊负来。

千年蒕　一名年青。

过冬青　一名雪里青。

青木香藤　一名天仙藤。

闹羊花子　一名土连翘。

金灯笼　即山慈姑，又名毛姑。

营实　即蔷薇子。

月季花　一名月月红。

凤尾草　一名

艸　同名　一九七

名鼓子花，其花不作瓣狀，如軍中所吹鼓子，故名。千葉者，似牡丹，俗呼纏枝牡丹。

金沸草　一名旋覆花。

木斛　即石斛，味苦者。

芣苢　即車前子。

慎火草　一名景天，俗呼火焰草。

血見愁　一名地錦，俗稱血竭，又名醬瓣草。

蜀葵子　即冬葵子。

仙遺粮　即土茯苓，呼冷飯團。

卷耳　即蒼耳子，一名菓耳，又名羊負來。

千年蒕　一名年青。

過冬青　一名雪里青。

青木香藤　一名天仙藤。

闹羊花子　一名土連翹。

金燈籠　即山慈姑，又名毛姑。

营實　即薔薇子。

月季花　一名月月紅。

鳳尾草　一名

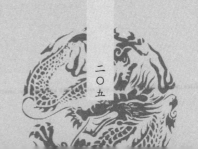

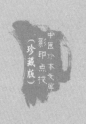

金星草，又名七星草。

相思草　即烟。

木类

沥青　即松香，一名松脂。

木犀花　即桂花。

夜合　即合欢皮。

文武实　即桑葚。

冬青　女贞子与冬青，古分二种，实一物也。

薰陆香　即乳香。

龙脑香　即冰片。

麒麟竭　即血竭。

白胶香　一名枫香脂。

鸡舌香　即丁香之雌者，亦名母丁香。雄者名公丁香。

安息香　安息国名也。

紫金藤　即降香。

苏合香　即苏合油。

槐角　即槐实。

诃黎勒

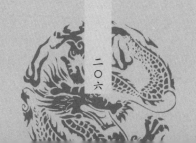

即诃子。

　　刚子　即巴豆。

　　杉材　即杉木。

　　凿子木　即柞木。

　　无食子　一名没石子。

　　木笔花　即车夷，名迎春花。

　　皂荚　即皂角。

　　苏方木　即苏木。

　　天精草　即地骨皮之叶。

　　谷实　即楮实。

　　白桵　即蕤仁。

　　猫见刺　即老鼠刺，一名八角茶，又名狗骨。

　　南天烛　一名南烛，即杨桐也。

　　金铃子　即川楝子。

　　赤柽柳　一名西河柳。

　　黄松节　即茯神，心中木。

　　香椿根　即椿皮。

　　臭椿皮　即樗根皮。

　　臭橘叶　一作枸橘。

果类

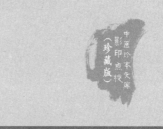

即訶子。

剛子　即巴豆。

杉材　即杉木。

鑿子木　即柞木。

無食子　一名沒石子。

木筆花　即車夷，一名迎春花。

皂筴　即皂角。

蘇方木　即蘇方。

天精草　即地骨皮之葉。

穀實　即楮實。

白桵　即蕤仁。

猫兒刺　即老鼠刺，一名八角茶，又名狗骨。

南天燭　一名南燭，即楊桐也。

金鈴子　即川楝子。

赤檉柳　一名西河柳。

黃松節　即茯神，心中木。

香椿根　即椿皮。

臭椿皮　即樗根皮。

臭橘葉　一作枸橘。

菓類

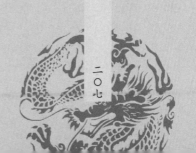

益智　即龙眼肉，俗名桂圆。

棠毬子　即山查（楂）。

橘皮　即广皮，橘之青者，名青皮。广皮去白，名橘红。陈者，名陈皮。

香栾　即香团，柚之属也。小者为蜜筩，大者为朱栾，最大者为香栾。

香橼　即佛手柑，古作枸橼。

银杏　即白果。

鸡头子　一名芡实。

木蜜　即枳椇子，俗名鸡距子，亦名木饧。

藕实　即莲子。

林檎　即花红。

鹿葱　即萱草，亦作谖草，又名宜男草、忘忧草。

瓜丁　即甜瓜蒂，一名苦丁香。甜瓜即俗呼熟瓜者是。

乌芋　即荸脐，亦名地栗。

芰实　即菱，亦名菱角。

大腹槟榔　即大腹皮子。

蜀椒　即川椒，去壳名椒红。

秦椒　俗称花椒。

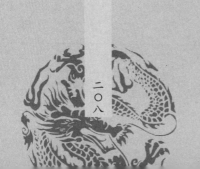

二〇八

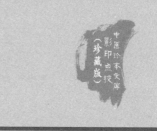

毕澄茄　即胡椒之大者，乃一类二种也。

茶　古名茗，苦茶即腊茶。

菜类

薯蓣　即山药结藤上者，名零余子。

山蓣　即甘薯。

黑姜　即炮姜。

藠子　即薤白。

葫　即大蒜。

姜实　即荠菜子，名荠葖子。

同蒿　即蓬蒿菜

菩荙菜　即莙荙菜

菘菜　即白菜

芸薹　即油菜

紫英　即紫菜。

黄瓜菜　即黄花菜。

石发　一名龙须菜。

莴苣　即莴苣笋。

生菜　亦名白苣。

鸡脚菜　即石花菜。

菰笋　即茭白，一名茭笋，亦名菰菜，根名菰。根实，名彫

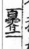

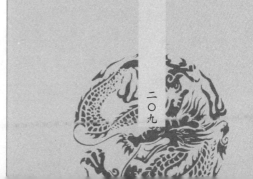

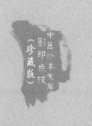

薏苡仁 仁即米
火麻 即麻仁 一名黄麻
一
巨勝子 胡麻之八稜者

穀類

蘿蔔 菔子 一作菜
匏瓜 即葫蘆 一作壺盧
落蘇 即茄子

蒔蘿 即小茴香
舶茴香 即八角茴香
懷香 即大茴香
地蕈 一名土菌
蕺 一名魚腥草

胡米
天羅 即絲瓜 一名蠻瓜
白瓜 即冬瓜
胡瓜 即黄瓜
王瓜 即土瓜根 非黄瓜也
諸葛菜 一名蔓菁子 即蕪菁
越瓜 即菜瓜 亦名梢瓜

二一〇

胡米。

天罗 即丝瓜，名蛮瓜。

白瓜 即冬瓜。

胡瓜 即黄瓜。

王瓜 即土瓜根，非黄瓜也。

诸葛菜 一名蔓菁子，即芜菁。

越瓜 即菜瓜，亦名梢瓜。

萝蔔子 一作莱菔子。

匏瓜 即葫芦，一作壶卢。

落苏 即茄子。

莳萝 即小茴香。

舶茴香 即八角茴香。

蒜香 即大茴香。

地蕈 一名土菌。

蕺 一名鱼腥草。

谷类

薏苡仁 即米仁。

火麻 即麻仁，一名黄麻。

巨胜子 胡麻之八棱者

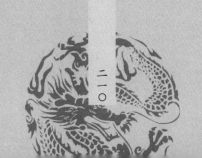

是也。

壁虱胡麻 一名亚麻。

小粉 小麦澄出粉也。

胶饴 即饴糖。

雀麦 即野麦。

稻 即黍米。

占米 即籼米。

米泔 即米泔。

黍 稷之不黏者为黍。

粟 即小米梁（粱）之小者是也。

梁（粱） 粟之大者为梁（粱）。

自然谷 一名蒒草子，亦名禹余粮。

守气 一名蒒草米。

黄米 一名秫，即粟梁（粱）之黏者。

茭米 一名菰米。

蜀黍 即高粱（粱），一名芦穄，俗名蜀秫，又名芦粟。

玉高粱（粱） 一名玉蜀黍。

黑豆 小者名马料豆。

龙瓜粟 一名穄子，又名鸭爪粟

饭豆 一名白豆。

赤小豆 紧小黯赤者入药，稍大而鲜红者不治病，米红米黑者是相思子，亦

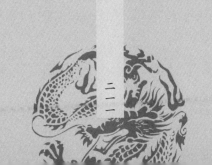

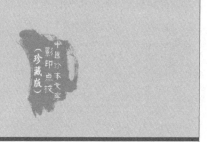

名红豆。

豆蘖　即大豆黄卷。

貍豆　一作黎豆。

苦酒　即米醋，古名醯。

御米壳　即罂粟壳，其花名丽春花。

阿芙蓉　即鸦片，一名阿罂粟花之精液也。

金石类

铜青　即铜绿。

铁落　即铁屑，煅时砧上打落者是也。又如尘飞起者，名铁精，盐醋浸出者，名铁华。器物生衣者，名铁绣（锈），作针家细末，名针砂。

水粉　即铅粉，亦名宫粉，又名胡粉、锡粉、定粉、瓦粉、白粉。

铅丹　即黄丹，系黑铅炼成

吸铁石　一名磁石。

海石　亦名浮石。

信石　即砒石生者，名砒黄，炼者，名砒霜，锡苗也。

焰硝

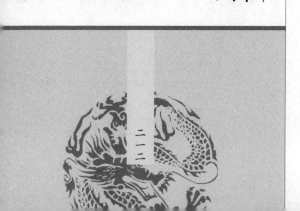

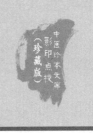

一名消石，亦名火硝。

寒水石 一名凝水石，盐精结成，按古方所用寒水石，即凝水石。唐末诸方所用寒水石，即石羔（膏）也。

花乳石 即花蕊石。

箭镞砂 即原砂，亦名辰砂。

雄黄 生山之阳者名雄黄，生山之阴者名雌黄，劣者名薰黄。

芒硝、朴硝 刮卤煎炼在底者名为朴硝，即皮硝。在上者为芒硝，亦名盆硝。有牙者，名马牙硝。风化者，名风化硝。

地龙骨 即石矿灰。

石炭 即煤炭。

石胆 即胆矾，产铜坑中，铜之精液也。

白矾 用火升者，为矾精，再以醋化者，为矾华。

青矾 一名绿矾，亦名皂矾，煅赤者名绛矾。

戎盐 一名青盐。

鹅管 即钟乳。

煅赤者亦名绛矾　戎鹽青盐一名鵝管即鍾乳

緑礬亦名皂礬以用醋化者為礬華　青礬一名

之精液也　白礬用火升者為礬精再　石胆即膽礬即一名

名硝中銅　地龍骨即石礦灰古　石炭即煤炭即

風化者即皮硝在上者為芒硝在底　名馬牙硝者即皮

朴硝　雄黄生山之阳者名雄黄生山之阴者名雌黄劣者名薰黄

　硝　砂辰　寒水石　花乳石即花蕊石即　箭鏃砂即原砂亦

名硝亦名火硝石唐末諸方所用寒水石即凝水石按古方所用寒水石即凝成按

亦一名消石亦名火硝

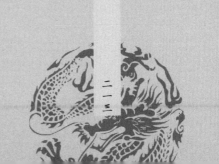

二一二

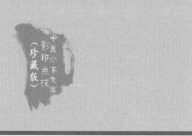

水类

霉雨水　即梅雨水。

药雨水　即液雨水。

上池水　一名半天河。

井水　平旦新汲者，名井华水。

甘泉　一名醴泉。

温汤　即温泉，庐山是硫磺泉，新安黄山是硃砂泉，长安骊山是矾石泉。又出砒石处，亦有温泉。

土浆　即地浆，掘黄土地作坎，深三尺，以新汲水沃入搅浊，少顷取清者用。

劳水　一名甘烂水，又名扬汛水。用流水二斗，置大盆中，以杓高揭之千万遍，有沸珠相逐乃取用。

太和汤　即百沸汤，一名麻沸汤。

阴阳水　即生热汤，用亲汲水，百沸汤对合，和匀。

水類

黴雨水　即梅雨水。

藥雨水　即液雨水。

上池水　一名半天河。

井水　平旦新汲者，名井華水。

甘泉　一名醴泉。

溫湯　即溫泉，廬山是硫磺泉，新安黃山是硃砂泉，長安驪山是礬石泉。又出砒石處，亦有溫泉。

土漿　即地漿，掘黃土地作坎，深三尺，以新汲水沃入攪濁，少頃取清者用。

勞水　一名甘爛水，又名揚汛水。用流水二斗，置大盆中，以杓高揭之千萬遍，有沸珠相逐乃取用。

太和湯　即百沸湯，一名麻沸湯。

陰陽水　即生熱湯，用親汲水，百沸湯對合，和勻。

二〇六

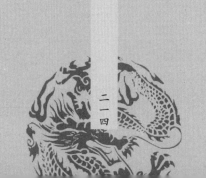